Proeflees: Ronel Dunn & Bets Koen

Bladuitleg: Bets Koen

Buitebladontwerp: NS Kreatiewe Ontwerp

Gepubliseer deur:
Hasepad uitgewers / Rabbit trail publishers

EET IS 'N GEWOONTE

Voorwoord

Sjoe, die vetrolle pak so ongemerk oor die jare aan en
om van die goed ontslae te raak, is 'n voortdurende stryd.
'n Mens voel menigmaal jy kan van frustrasie skree as jy
sien die skaalnaald neig al hoër en volgens jou eie
oordeel het jy juis vanmôre verwag om ten minste een of
twee kilo's af te wees eerder as op, want jy het dan
kwansuis 'eina' geëet.

Hoe jy ookal die skaal bekyk en ondersoek, vind jy
geen fout met die instrument nie en met 'n depressiewe
en ontstoke gemoed gaan bêre jy dit hardhandig en
permanent in die buitekamer; hang verbete/opgerui 'n
handdoek oor elke lang spieël in jou huis en gaan kry die
plak sjokolade en pak koekies uit die kombuiskas. Hulle
lê jou hoeka al sedert verlede week verwytend en aankyk
omdat jy hulle ignoreer.

Van nóg 'n dieet wil jy nie hoor nie, want daar is nie
een waarvan jy weet wat jy nie al probeer het nie. Jou
enigste herinnering daaraan is die knou wat jou finansies
gekry het om die voorgestelde kossoorte te koop; dit het
jou uiteindelik bloot dikker om die middel en boude
gelaat met steeds minder jurke waarin jou bonkige lyf
pas. Jy voel gereed om jouself aan drank oor te gee.

Jy straf jouself deur te wonder waarom dit nie
gewerk het nie en neem jou voor om geen dieet ooit
weer te probeer nie.

Wel, dis 'n goeie begin en jy is reg, diëte werk nie.
Daar is dalk 'n veel makliker oplossing as wat jy dink.
Hierdie boek kan jou lewe permanent verander en sonder
stres op 'n pad na 'n nuwe jy plaas, maar dit gaan
eerlikheid met jouself verg. Vat wat kom of los.
Halfhartigheid gaan nie werk nie.

<u>**Vrywaring**</u>

Enige persoon wat die voorstelle of aanbevelings in hierdie boek aanvaar, aanneem of nakom, doen dit op eie besluitneming en risiko. Die skrywer kan en sal op geen wyse, hetsy direk of indirek, vir enige toestand, gevolge of resultate van watter aard ook al, aanspreeklik gehou word nie.

Dit word sterk aanbeveel dat;

- die leser sy of haar voorneme om hierdie eetpatroon, voorstelle, raad, aanbevelings of aanwysings soos deur die skrywer vermeld, gestel en weergegee, eers vooraf met sy of haar geneesheer bespreek;

- die leser vooraf 'n behoorlike mediese ondersoek sal ondergaan spesifiek met die oog op die voorgenome implementering van en verandering in sy of haar leefstyl en eetgewoontes soos hierin uiteengesit en gereelde opvolgondersoeke tydens die proses ondergaan.

Die skrywer bied die inligting ter goedertrou aan.

<u>**Baie belangrik**</u>

Swanger en borsvoedende vroue word aangeraai om nie enige van die voorskrifte, aanbevelings of voorstelle in hierdie boek uit te voer of toe te pas nie, tensy onder mediese toesig.

Geen persoon wat enige medikasie gebruik, voorgeskrewe aldan nie, mag hierdie voorgestelde eetwyses implementeer sonder mediese toestemming of die gebruik van sodanige medikasie staak of verminder sonder dat 'n geneesheer geraadpleeg is nie.

INHOUDSOPGAWE

Hoofstuk 1

Waar het alles begin?

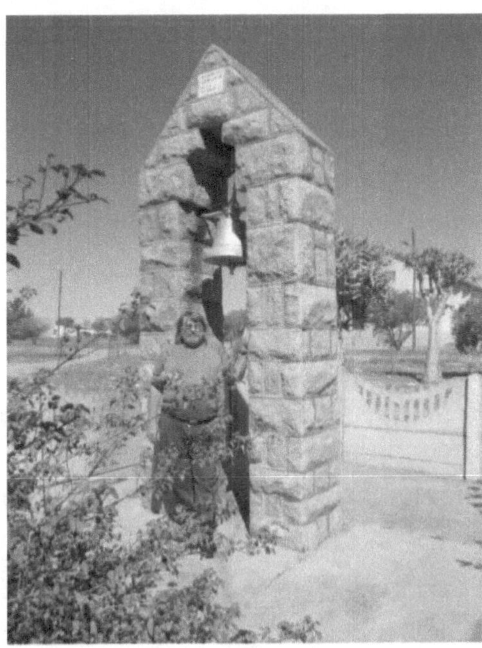

Hier staan die uwe, 122 kilogram swaar, gedurende September 2016 met 'n stroewe gesig en dikke lyf half weggesteek agter 'n plant. Dit is by die kerkklok wat oorlede oupa Hendrik Alberthus Marthinus Louw in Duitsland laat maak, ingevoer en ongeveer 'n driekwarteeu gelede aan die kerk op Kamieskroon geskenk het. Op 1 Februarie 2017 het ek begin met 'n nuwe lewenstyl en eetgewoontes. (Foto deur Gusta de Kock)

'n Mens kan inderdaad vra waar het alles begin en daarmee verwys ek na die mens se gestalte wat op een of ander onverklaarbare wyse (dis nou volgens onsself) in grootte, fatsoen en massa mettertyd so vermenigvuldig en verander dat jy soms na jou eie identiteitskaart moet kyk om seker te maak dis werklik jy.

Dis walle hier en knoppe daar, bulte wat oral verklap dat jy nie meer die gespierde of atletiese liggaamsbou het wat jy jare der jare gelede gehad het nie. Nee, jy lyk eintlik vir jouself sleg, onaanvaarbaar en allermins na iemand wat 'n liggaamsboutitel kan wen, behalwe die van 'Die grootste kolos'.

Maar al sou jy nie só dik en rond wees nie, word mens maar gekonfronteer met die liggaam wat al wyer na die kante uitdu. Desnieteenstaande ons beste pogings dat dit nie moet gebeur nie, realiseer dit tog wel.

Moedeloosheid sak op ons toe wanneer ons steunend probeer om skoenveters vas te maak, knope in gate forseer waar dit onder breekspanning neig om uit te skeur, want die kledingstuk wat vantevore gepas het, het skielik gekrimp.

Die Evageslag het hulle eie smarte. Dis die duur aantrekding wat 'ek net ses maande gelede gekoop het wat nou nie meer pas nie' of 'daardie jurk wat ek nog by oorle' tant Gesie gekry het, is ek só sentimenteel oor, maar die ding pas nou nie meer nie'. Ons hoor dit gereeld.

Wanneer ons dan ons volgende, groter kledingstuk gaan koop, aantrek en met misnoë ons vergrote figuur in die spieël gadeslaan, kom ons tot die slotsom dat ons al meer lyk na 'n outydse karwrak; onherstelbaar en vol duike nadat dit gerol het en nou toegemaak onder 'n motorseil staan.

Êrens op 'n kol, vriende, het iets verkeerd gegaan. Ons is net nie seker waar nie. Ons dink ons eet nog steeds dieselfde soort kos, dieselfde hoeveelhede, dieselfde tye van elke dag en ons vind dit onverklaarbaar dat ons so van vorm kon verander. Werklik?

Maar kom ons begin by die begin. Waar het alles dan begin? En ek praat nou van ons verhouding met kos. Kom ons bekyk die saak deeglik met 'n oop en eerlike gemoed, soos een wat 'n goeie melkkoei op 'n skou wil koop.

As babas met vaste drinktye

Van die eerste oomblik dat jou oë geopen die lewenslig aanskou, het Vader jou die wonderbaarlikste instink gegee om te kan suie. Niemand het jou geleer hoe nie. Toe jy Ma se bors in die mond voel, het jy geweet wat om te doen. So is dit instinktief in die mens ingebore om gevoed te wil wees en word.

As baba was jy nog te klein om dit self te kon dink of doen, maar Ma-goed het gesorg dat jy nie leëkrop gaan staan en kry nie en sy het geweet hoe en wanneer om jou te voed. Gaan dit net bietjie verby daardie voedingstyd, het jy moord en doodslag geskree dat jou kleintongetjie soos 'n afgespitte erdwurm rondspring en die enigste manier om jou sirene stil te kry, was om die bors in die mond te druk. Dit was die enigste troos. Hier is dit reeds duidelik dat die troosgevoel om die mond sentreer. Lo and behold, dit bly jou ganse lewe so. Borsmelk is gesonde melk – as babavoedselbron – en dit het jou net goed gedoen. Met die verloop van tyd egter, het die bababottel die oorspronklike moedersbors vervang en dis hier waar die donkies die wa die heel eerste keer omgesmyt het.

In die eerste plek was en is dit nie meer natuurlik nie. Nie die bottel nie en ook nie die melk nie. Toe loop raak die mensdom mos nog slimmer en word die drinkgoed wat in die bottel kom, nóg lekkerder gemaak met allerhande geure en kleure en wie weet wat alles. Hier het jy al wegbeweeg van dit wat Vader geskape het, jy het jou eie resepte begin uitdink en soos verwag kon word, daarmee komplikasies vir jouself geskep. Hoe lekkerder die drinkding, hoe meer daarvan suie die kind en kort voor lank is net sekere drinkgoed aanvaarbaar anders skrou die sieletjie dat die huisdak lig.

As kind onthou ek tot hierdie dag, hoe my oorle' ma saggekookte groente met 'n vurk fyn gedruk en my drie jonger susters met 'n teelepel gevoer het. Botteltjies ingemaakte kosse het ons nie geken nie. Dalk nie oor daar nie was nie, maar omdat ons nie baie ryk was nie. En raai, nie een van ons kinders het soos 'n graat loop staan en lyk nie. Almal het mooi in proporsie grootgeword en gegroei en g'n niemand was kindertyd vet nie.

Die probleem vir babas en jonger kinders het in die meer onlangse dekades na vore getree waar borsvoed op 'n kol geheel 'n uit-die-modeding was. Ma's het begin werk om die huishouding finansieel te ondersteun. Crèches het soos paddastoele opgespring. Tyd het 'n rariteit geword en die bietjie daarvan wat babas en ma's nog bymekaargekom het, [was niemand lus vir oorlogvoering nie. Dit was makliker om vir die kind/ers iets te gee om te eet of te drink om hulle stil en besig te hou. Gesond of nie, maak nie saak nie en so het eettyd en drinktyd enige tyd geword en eetgoed ook enige goed.

Hiermee wil ek sê – en dis nie in alle gevalle so nie, want daar is beslis uitsonderings – dat die eetgewoontes en etenstye van kinders direk beïnvloed word, sodat juis dit wat hulle eet en wanneer hulle eet, ál minder van belang geraak het.

Daarom sê ek dat ma's tydens babatyd alreeds 'n direkte en blywende invloed op kinders se etenstye en eetgewoontes het. Daar word weining meer waarde aan gesonde eetgoed en vasgestelde maaltye geheg. So, hier loop twee wiele van die bus al op die grond en twee op die teer, reguit op pad na katastrofiese gevolge.

Kleuter eetpatrone word vaste eetgewoontes

Die volgende fase is vanselfsprekend die kleuterstadium
wat van nader bekyk moet word. Baie van wat in die
babastadium gegeld en gedoen was, word nou net so
voortgesit. Die implikasie is net veel erger. Nou is die
snuiters meer parmantig en kieskeurig oor wat hulle
wanneer wil eet. Dit sien ons veral in die winkels en
slaan ons kleintjies gade wat die een vloermoer na die
ander gooi.

Genadiglik het ek en my geliefde dieselfde
benadering betreffende ons kinders gehad. 'Nee' het
'nee' beteken en nie 'ja' geword nie. Rakende etenstye
en wat geëet word, was die norme deeglik en
onbeweeglik vasgelê en was daar nooit 'n probleem in
enige winkel of tydens 'n inkopietog nie. Jy vat aan niks
en vra ook niks, want wanneer ons kant en klaar inkopies
gedoen het, sal ons besluit of daar iets as vergunning
gekoop sou word.

Daar was nie tyd gegun vir 'n vloermoer nie, want
die Skrif vertel ons mooi hoe om sulke situasies te
hanteer. Die gevolg was kleuters wat hande agter die rug
saam met ons deur die winkelgangetjies stap terwyl
inkopies gedoen is. Nooit was dit nodig om te praat oor
iets wat van 'n winkelrak gegryp of sommer self gevat
word nie. As daarvoor gevra is en die antwoord was
'nee', het hulle net aangestap sonder om te huil of die

ganse winkel se inkopiebevolking se aandag te vestig
deur skreeuend op die grond neer te slaan en daar te lê
en skop. Die plathand het in die goeie ou dae die
waarheid van die Bybelvoorskrif bevestig.

Deesdae is dit 'n ander storie en kleuters regeer
ouers, maak en breek in vele gevalle soos hulle wil en
skree asof hulle vermoor word wanneer hulle nie hulle
sin kry nie. Uitvoering van die Woordvoorskrif laat jou
nou as skuldige in die hof beland as jy die regte ding
doen. Die Waarheid en waarheid word verkrag en ouers
en die samelewing pluk in die algemeen die wrange
vrugte hiervan, maar die medisyne wat hierdie siekte
moet voorkom, word met opset geïgnoreer.

Maar dan slaan mense die hande in verwondering
saam wanneer leerlinge onderwysers aanval en tieners
hulle hande teen ouers lig. Wat sou in die kinders gevaar
het, word dan gevra.

Jy sien nooit dat 'n kleuter 'n vloermoer gooi of soos
'n waansinnige tekere gaan oor 'n gesonde vrug of iets
dergeliks nie. Dit is gewoonlik voor die lekkergoedrakke
en die gemorskos soos koeldranke en tjips. Waar het
hulle die peuselgoed leer eet? By einste ma en/of pa. Dit
is waar die basiese afdwaal van eetgewoontes en eetgoed
dan reeds duidelik vasgelê word. Die kinders eet
wanneer en wat hulle wil, al is dit ongesond, want einste
ma en pa het hulle mos geleer dit is lekker.

Hiermee wil ek nie sê dat kleuters nie sulke eetgoed

mag kry nie. Dit gaan oor die balans daarvan, ander eetgoed en kos in ag geneem. Dit moet nie die reël wees nie, maar eerder die uitsondering, 'n duidelike voorreg en vergunning. Dit moet by geleentheid waardeer word en nie as 'n reg enige tyd geëis word nie. Ouers, en niemand, niemand anders nie, is vir hierdie handuitruksituasies verantwoordelik.

Wat ouers nie besef nie, is dat hulle in 'n magstryd – waartydens hulle self hulle kind die wapen in die hand lê – met hulle kleuters gewikkel is. Die enigste manier waarop die kleuter sy gesag kan laat geld, is om manipulerend sy lyfie op die grond te gooi. Dis 'n baie primitiewe gedragsvorm, aldus die kopkrimpers. Tog is hulle in die kol, want selfs kleuters, wat niks van gedragsnorme en -vorme weet nie, openbaar en doen dit instinktief. In vele gevalle – dikwels juis in winkels – gee die ouer dan in ter wille van die starende blikke. Maar wat is die werklike implikasie van daardie ingee? Vir die ouer is dit 'n tydelike en op-die-oomblik-ontvlugting, weg van 'n baie onaangename situasie. Vir die kind? Jy sal verras wees.

Die kinders ervaar die aanwending van hulle mag deur die gooi van 'n vloermoer, as geslaagd. Hulle het inderdaad die magstryd gewen, want hulle het hul sin gekry. Wat is die gevolg? Lo and behold, hulle sien die tegniek werk. Klein soos hulle is, weet hulle om volgende keer dieselfde te doen.

In menige gevalle skop ouers dan eers vas en wil nie aan hul eise toegee nie. Raai wat gebeur? Kleuter se opruiende gedrag raak hewiger, erger en langer. Die magstryd vergroot. Weer wen die kind. Nou word dit sy/haar magtigste wapen en vind jy selfs ouers wat nie kan, of durf, winkel toe gaan of inkopies gaan doen nie uit vrees vir die kind se vanselfsprekende gedrag wat hy/sy gaan openbaar.

Raai wie is die verloorder in hierdie magstryd? Daarom, in die goeie ou tyd, sou jou kind hierdie gedrag openbaar, was hy/sy van die vloer af opgehelp en dit was sy enigste en laaste vloermoer, want sy agterstewe het hom vertel hierdie tegniek is tot sy nadeel. Gou besef die kleintjie wat die gevolge van sy gedrag gaan wees as hy dit weer probeer; hoe jonk of klein ook al. Sodoende leer die kinders om hulle aan ouerlike gesag te onderwerp. Problem solved.

Tans egter, kan Haas, Klaas en Maljan jou by die polisie aankla, maar die polisie los nie jou dissiplineprobleem wat jy met jou kind ondervind, op nie. Nee, die hele situasie versterk eerder die kind se kant van die saak.

Wat gebeur in realiteit? Kyk maar hoe deeglik werk die tegniek van manipulasie vir die kleuters. Hoe meer die ouer dit probeer verhoed en keer, hoe hoër lig die kleintjie die dwarslat. Hoe meer hulle in die optrede slaag, hoe sterker word hy/sy en gou word geleer om deurentyd dieselfde te doen om hul sin te kry en word hierdie later 'n karaktereienskap en lewenstyl wat in ernstige rebellie en weerstand teen dissipline kan ontaard namate hulle ouer word.

Juis daarom sit ouers met tieners wat hulle nie kan hanteer nie. Ouers het hulle ongelukkig self so gekweek. Hulle is vir jare toegelaat om daarmee weg te kom en op tienerouderdom probeer die ouers hulle nou verander.

Reeds tydens die kleuterjare word bewustelike eetgewoontes neergelê ten opsigte van wat en wanneer geëet word; die eerste vaslegging van eetgewoontes wat duidelik nie gedissiplineerd is nie. Hoe kan mens verwag hulle moet later in hulle lewens van beter eetgewoontes, kos en etenstye weet? Maar dis nie al nie, daar is 'n ander koggelmander wat algemeen kop uitsteek.

Ouers as medepligtiges

Let op wanneer jy weer winkel toe gaan, hoeveel ouers loop en eet lekkergoed, roomys en wat nog alles; dit terwyl kleintjie in die stootkarretjie sit of as kleuter agterna tou, spartelend om die eetding in sy eie hande baas te raak en steeds op die ouer se spoor te bly. Ma en/of pa is in meeste gevalle self oorgewig, produk van te veel en ongesonde kos. Hulleself beoefen die ongesondste van eetpraktyke, nl. onreëlmatige etensye en stel die voorbeeld van hoe om dit vol te hou. Daar kan

dan nie van hulle verwag word om vanself te weet hoe
om gesonde eetgewoontes toe te pas nie

Die kans is groot dat die kind(ers) by die skool of in
die sosiale omgang gespot word. Dit lei weer tot 'n
negatiewe selfbeeld.

Ma of pa, hoe kan jy dit willens en wetens aan julle
kind doen? Kinders is soms wreed in die nie-
konsiderende woorde wat hulle kwytraak en kan die
ontvanger daarvan wat nie in staal gepantser is nie,
stukkend breek.

Dit word al meer dikwels gerapporteer dat kinders
selfdood toepas, veral op hoërskoolouderdom wanneer
hulle emosioneel meer sensitief/kwesbaar is. (Kyk gerus
na inligting op die internet hieroor en jy staan verslae.)

Durf ouers nog hulle hande in onskuld was? Daar is
ook ander redes dat dinge verkeerd kan gaan betreffende
verkeerde eetgewoontes en -tye.

<u>Troues, onthale en partytjies</u>

Moenie nou onststeld raak en dink ek bedoel dat jy nie
meer na troues, onthale en partytjies mag gaan nie. Nee,
al wat ek bedoel, is 'n bietjie eerlikheid en nugtere denke.
Hoe en waaraan meet ons dikwels die sukses van troues,
onthale, partytjies en soortgelyke geleenthede?

'Sjoe, daar was darem maar min om te eet.'

'Die mense het seker finansiële probleme.'

'Waar is die naaste wegneem-plek? Ek is nog honger.'

'Het jy gesien? Daar was net kos vir drie mense en hulle nooi dertig.'

Komaan, wees eerlik. Ons meet dikwels sulke okkasies se sukses aan die hoeveelheid eet- en drinkgoed wat beskikbaar is. Dis omdat jy jouself nie kortasem kon eet nie of so vol stop dat jy byna in 'n koma verval, dat jy sulke uitlatings maak. Nee, jy moet steunend en kreunend oorversadig wees voordat die geleentheid as goed en lekker beskryf word. Die feit dat jy agterna glase Eno en hope antisuurmiddels moet drink om die vlammesee in jou ingewande tot bedaring te bring, het niks met die hoeveelheid kos te doene wat jy verorber het nie ... ook nie met die feit dat jy van al drie verskillende nageregte 'n oorvol bak afgewurg het nie en ook nie dat jy van elke gereg oordadig geskep het nie. Nee, dis mos oukei. Eintlik is dit jou standaard optrede om die antisuurbedryf so mildelik te ondersteun. Jy het niks verkeerd gedoen nie, net jouself geniet.

Maar dis ook jy wat nie kan waag om op jou maag te lê en slaap nie, want jy kan nie asemhaal vanweë jou oorvol buik nie. Jy moet op jou sy lê anders is jy netnou potblou in die gesig weens 'n suurstoftekort.

Jy sien, hierdie is ons eetgewoontes. Ek was self ook hieraan skuldig.

<u>**Braaigeleenthede**</u>

Kom ons draai die situasie effe om sodat jy meer vanuit jou eie perspektief na die situasie kyk. Kom ons sê jy is die een wat die braai aanbied. Hoe lyk jou beplanning? Hoe redeneer jy deurgaans?

Daar moet net nie te min kos wees nie is die maatstaf wat eerste uitgespreek word. Daar moet oorvloed van alles wees, want dis die maatstaf waaraan ander, nes jy, die sukses van jou braai meet. Jy gaan doen dus inkopies dat dit bars asof alle winkels vir die volgende twee maande permanent gesluit gaan word.

Hoe bepaal jy hoeveel van elke item jy moet koop? Dikwels pak jy die winkeltrollie dat die wiele vou en moet jy amper 'n verband op jou huis uitneem net om die rekening te betaal, maar daar moet net nie te min wees nie. Die uiteinde van die saak is dat meeste van jou gaste ná die braaigeleentheid ook die teensuurprosedure moet volg voor 'n nag van ongemaklike slaap weens oorversadigheid. Tuis sit jy met die orige skottels kos en troos jouself daaraan dat genoeg oorgebly het sodat vroulief vir die res van die week nie hoef kos te maak nie. In werklikheid eet julle die ganse oorbodige voorraad die volgende dag tydens twee maaltye op – vir ontbyt en middagete. En groot miskien, aandete.

<u>**Buffetetes**</u>

Kyk na buffetetes en jy sal sien dis die gunsteling uiteetgeleentheid. Waarom? *Unlimited quantities and variety without end.*

By daardie plek kan jy nou weglê. Dis gewoonlik die aanbeveling van diegene wat hulleself reeds daar gaan volstop het.

Kyk nou terug na waar ons begin het as baba en jy sien dat eet inderdaad 'n gewoonte is; gaandeweg gekoppel aan verskillende tye wat geëet word, ewe veel aan die soorte en hoeveelhede voedsel wat geabsorbeer word.

Sien jy dat eet dus beslis 'n gewoonte is wat permanent vasgelê word? Dis nou nie dat mens byvoorbeeld net ses maande verkeerd geleer eet word, dan vir tien jaar ophou eet en toe weer besluit: *O ja, ek wil nou weer eet* nie. Nee, jy doen dit daagliks, vir jare, vir dekades.

Hospitaalrekeninge lyk deesdae soos landsbegrotings en daarmee hou ons geensins rekening nie. Ons dink nie eens daaraan nie. Die cholestrollesing kan maar hemelhoog wees, die diabetes kritiek, maar dis nie belangrik nie. Nog minder dink ons aan die skade wat ons ons eie liggaam aanrig. Nee, solank my kake op en af kan beweeg en daar kos in my mond is, is die res van min belang.

Beteken dit dat ons nie na 'n buffet mag gaan nie? Nee, jy mag. Dis weereens oor wat en hoeveel jy eet, maar ons meet die eetwyse van buffetetes aan die hoeveelheid en verskeidenheid disse wat jy kan verswelg en aan niks anders nie. Dis wat ons pas en daarom is dit so gesog.

Emosionele toestande

Jy sal nie glo hoeveel mense eet weens emosies nie. En mens moet nie ligtelik hierna kyk nie. Die kopkrimpers vertel ons juis dat die gevoel van troos, veiligheid en aanvaarding subjektiewelik deur 'n baba ervaar word wanneer hy of sy aan moedersbors suie. Dis daardie gevoel rondom die mond wat so belangrik is. Afgesien van die voordele wat moedersmelk bo al die ander nagemaakte goed inhou, is dit een van die redes waarom ma's aangeraai word om te borsvoed.

Soms sien 'n mens duimsuiery by babas en selfs ook ouer kleintjies. Dit is 'n verdere bewys dat die gevoel van sekerheid, troos en sekuriteit in en om die mond bevrediging vind. Dit is waar die fopspeen so handig te pas kom. Kleintjie skrou dat die gloeilampe in die huis bars, maar sodra iemand die dummy in die mond druk, is hy of sy keelafsny-stil.

Hierdie verskynsel kom selfs by volwassenes voor. Nou maak dit soveel meer sin dat die mens homself

troos met eet, om kos in die mond te wil stop. En jy kan
stry tot jou ooghare pers word, maar dis 'n feit dat die
mens voedsel as troos gebruik. Waarop kom dit eintlik
neer? Dis net 'n gerieflike verskoning om te eet.

Ek is onsteld.

Ek het slegte nuus gekry.

*Haai, Suzie was netnou so onbeskof met my, jy sal
nie glo nie.*

Regtig? En wie het kos as remedie voorgeskryf?
Wie het gesê dis die perfekte genesing, die
wondermiddel? Kyk maar na die gestalte van diegene
wat hierdie soort verskoning aanvoer en in meeste
gevalle sien jy 'n oorgewigmens. Die probleem hiermee
is dat dit 'n geriefsverskoning word. Jy regverdig 'n
eetgeleentheid. Jy skep dit.

Dat eet troos bring, is waar. Die vraag is egter of dit
die enigste manier is om jou mee te troos. Wat daarvan
om 'n ent in die buitelug te gaan stap sodat jy 'n
verandering van omgewing en varser lug kan ervaar, jou
bloedsomloop kan verbeter en jou limfstelsel daarby baat
kan vind? Troos so iets nie? Of bietjie vensterinkopies
gaan doen om jou aandag van jou probleem af weg te lei
en jou gedagtes met iets anders besig hou? Of om net 'n
rukkie in 'n park te sit en alles te oordink; oorsake,
oplossings en planne om die onaangename emosie reg te
stel.

Maar nee, jy prop jouself vol snoeperye en alles bly onveranderd, behalwe dat jy jouself skade berokken en jy jouself nie net in die voet skiet nie, maar sommer dwarsdeur albei knieë.

As kos werklik troos kon bring, moet dit mos die probleem wat jou emosioneel ontwrig oplos, nie waar nie? Maar dit gebeur nie, dis steeds daar. Trouens, jy het nou meer probleme as tevore, want na jou troosete is jou agterstewe groter.

Jy moes eerder gaan stap en 'n antwoord vir jou krisis bedink het. Dit sou 'n oplossing gebied het en nie troos nie. Dit sou 'n antwoord verskaf het en nie 'n vetter probleem geskep het nie. Jy sal dus saamstem dat eet niks aan die saak verander nie.

Selfvergoeding

Dis 'n vreemde begrip, maar ouens wat van baie eet hou, ken hierdie een. Jy beloon jouself met kos. Dit was een van my geliefkoosdes.

Ek verdien nou 'n roomys.

Na so 'n harde dag mag ek myself vier sjokolades veroorloof.

Man, met soveel werk agter die rug, gaan ek daardie hele yskastert nou opeet.

Omdat ek van fisiese werk hou en nie skaam is as dit daarby kom nie, was hierdie een van my gunsteling verskonings. Dan het ek niks daarvan gedink om 'n hele

karameltert net so te sit en opeet nie. Daar word nie 'n
porsie gesny nie, is jy simpel? Ek het sommer 'n eetlepel
gevat en aan een kant begin en kort voor lank die leë
aluminium-houer opgefrommel en in die
vullisdrommetjie gaan gooi.

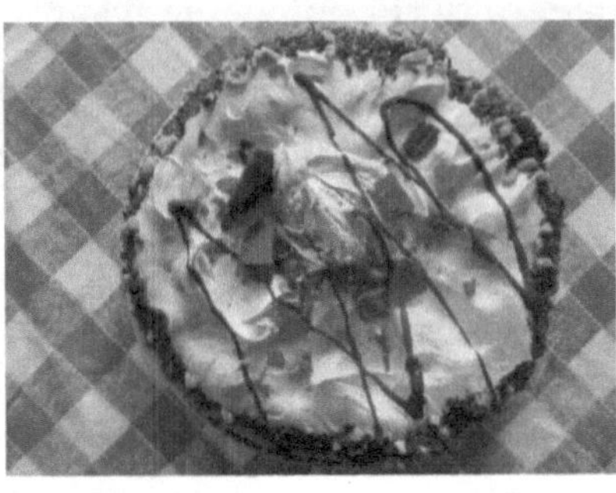

*'n Karameltert, presies so groot soos hierdie pepermentsjokoladeter t was wat ek op een slag verorber het.
(Foto's deur Dries de Kock)*

Dis hoe 'n porsie van dieselfde tert lyk. Nogal 'n verskil in grootte vergeleke met die hele tert, nè?

Weet jy wat, jy bluf net jouself. Wat jy eintlik doen, is
om dit te regverdig om verkeerd en te veel te eet. Niks
anders nie. Ek kon ná selfs 'n oordadige ete steeds met 'n
eetlepel op 'n tweeliterbak roomys toesak en dit

stoksielallenig sit en
opeet. Was dit 'n
prestasie? Nee, 'n
skande, 'n absolute
demonstrasie van
vraatsug.

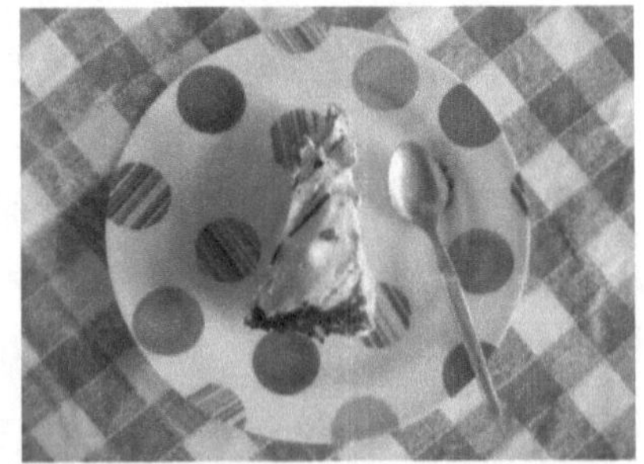

    Mag mens jouself
nie bederf nie? Ja, jy

mag, maar is dit nodig om totaal oorboord te gaan? Sou een, of as dit dan by uitsondering moet, twee stukkies van die tert nie genoeg wees nie? Vir wat die hele ding gaan sit en verorber? Tog het ek dit gedoen. Geen wonder my stêre en pens het doer gestaan nie.

Maar om een of ander rede dink 'n mens nie daaraan nie. Dalk omdat jy nie wil nie. Nee, die selfvergoeding is op daardie oomblik van veel meer belang as jou gesondheid, gewig of hoë cholestrol, diabetes of watter ander kwaal jy reeds aan ly. Ek was voorwaar 'n regte mamparra.

Die TV

Die kykkassie het 'n geweldige invloed op vele maniere op ons eetgewoontes. Evalueer die waarheid van die volgende scenarios:

Jy was nie honger toe jy dit aangeskakel het nie, maar noudat die hoenderstukke- en koeldrank-, tjips- en bieradvertensies gewys het, smaak dit jou jy het jare laas iets te ete of drinke gehad. Maak jy nie nou vinnig plan om iets in te neem nie, voel jy jy mag spoedig deur 'n hongerdood oorval word, dus, stop eers alles net daar en gaan kry iets te ete.

Juis hierdie soort situasie gee aanleiding daartoe dat talle met proviand gereed, die TV aanskakel. Die okkasie word as 'n ontspanningsgeleentheid beskou, 'n geregverdigde eetgeleentheid. En nee, ek sê nie jy mag dit nie so sien nie. Ek vra net wat eet jy tydens die geleentheid? Gesonde kos of rommelkos? En hoeveel daarvan? Dit is wat die verskil maak. Die etenstafel is in menige huishouding al 'n seldsaamheid en om maaltye saam te eet, word bejeën as 'n outydse gebruik van 'n eeu of twee gelede.

Deesdae is die familie se eetplek al meer voor die TV waar elkeen 'n eie wyse bemeester het om sy bord kos te balanseer en gelykertyd sy oë op die skerm te hou. Almal moet hulle snater hou want 'Sewende Baan' of een of ander sepie se woorde mag dalk verlore gaan en dit sal 'n ramp wees. Die huis kan eerder afbrand, maar ons moet net nie ons sepie of program misloop nie.

So, vriende, het die kykkassie ons aandag oorgeneem en sien ons nie eens behoorlik wat en hoeveel ons eet nie. Kom dit by sportuitsendings, sit mense vir 'n uur of meer ononderbroke en knibbel aan snoeperye. Dit is juis die volgende saak wat ek wil noem.

Snoeperye

Jy sal nie glo nie,maar daar is nou al snoeperye (koekies en fudge)

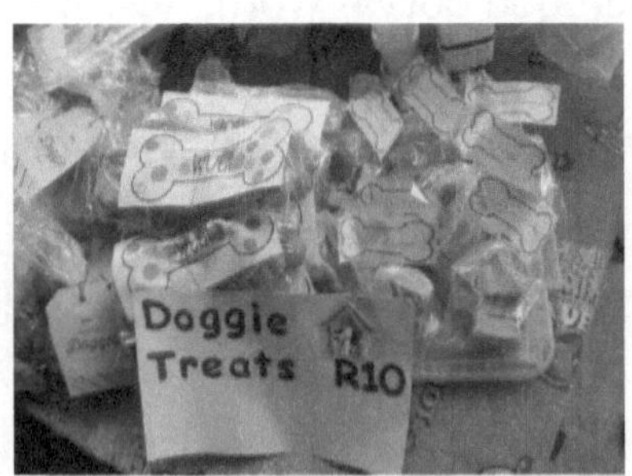

Weer is die argument nie dat jy nie snoeperye mag geniet nie. Die vraag is eerder wat eet jy en hoeveel daarvan? Daar is mense wat kronies iets in die mond moet hê. Hulle kan letterlik nie daarsonder funksioneer nie.

Jare gelede het ons een buurman besluit om op te hou rook. Weer is die troosgevoel rondom die mond gesentreer. Hy besluit hy sal, sodra die rooklus hom tref, maar 'n pienk lekkertjie – die pienkpille of diakenpilletjies uit die kinderjare – suig. Wel, hy het opgehou rook en die pienkpille het inderdaad gehelp. Die nuwe probleem was egter dat hy in wese net die sigarette vir soetgoed verruil het en die man het gestoel soos min vanweë die vervangende verslawing.

Die slagyster van snoeperye is die beskikbaarheid en aangename/bevredigende smaak daarvan en dat jy dit sommer gou en enige tyd kan eet. Dit kan egter ook 'n eetgewoonte word – tot so 'n mate dat talle nie meer maaltye eet nie, maar dit hulle daaglikse hoof voedingsbron word. Weer is dit belangrik om te bepaal hoeveel daarvan, presies wat en hoe gereeld jy dit eet. Dit is nie dat jy glad nie daarvan mag eet nie, maar matigheid is die belangrike faktor. Maar daar is nog 'n ding ...

Rommelkos (geriefkos?)

Moenie dit met snoeperye verwar nie. Hierdie is nie
koekies en skyfies nie, maar pasteitjies, hamburgers,
boeries, slaptjips en soortgelyk. Jy kan my baie stories
kom vertel en ek sal dit glo, maar as jy my sou probeer
oortuig dat rommelkos sleg smaak, moet ons so gou
moontlik vir jou 'n afspraak by die veearts reël – gewone
dokters sal niks meer vir jou kan doen nie.

Dis vreklekker. En dis juis die probleem. Dis die in-
ding van ons tyd. Dis gerieflik, want dis reeds voorberei,
met ander woorde tydbesparend. Die besighede wat dit
verkoop s'n smaak gewoonlik baie lekkerder as die wat
jyself maak. Jou hond het net daaraan geruik, omgedraai
en sy bak droë hondepitte gaan eet.

'n Paar dekades gelede kon niemand lekkerder vis 'n tjips
maak as die Porra op die hoek nie, maar deesdae het
iedere Aaitjie en Daaitjie die truuk bemeester, danksy
alles wat op- en bygegooi word. Hamtoebroodjies en
soortgelykes word nou gereelde ontbyte of middagetes,
want daar is iemand by die werk wat 'n kiosk bedryf.

Alternatiewelik kom iemand met 'n trollie of mandjie
om by wie jy dit kan koop. Tyd is immer 'n kwessie,
veral as jy met 'n motor werk toe moet sukkel en vir ure
in die verkeer vassit – dit terwyl die taxis ongestoord

met twee wiele op die sypaadjie, oor sperstrepe, eilande en rooi verkeersligte ry. Dis die gulde geleentheid om aan eetgoed te smul.

Sê ek jy mag nooit rommelkos eet nie? Nee, jy mag, maar weer moet 'n mens kwalifiseer hoeveel daarvan en hoe dikwels. Dis wat die hele verskil maak. Ek het groot begrip vir werkende mense se beperkte tyd; die gerief en beskikbaarheid van kitskos vir wanneer mens na 'n lang dag se harde werk tuiskom en leë kastrolle jou beskuldigend aankyk, die kinders se vraende oë soos die van honger straatkinders hoopvol op jou gerig bly; die vooruitsig van skottelgoed wat na die maaltyd wag en vele meer. Ongelukkig het hierdie besluite iewers op 'n kol nadelige gevolge. Dit word 'n basis vir latere swak eetgewoontes. Dit wys vorentoe wat die skaalnaald sal sê. En ook of 'n mens tydens siekte in 'n bed kan lê en of jy so groot en oorgewig geraak het dat saal 5, 6 en 7 gelyktydig vir jou bespreek moet word.

Sien vriende, voorgaande het ten doel om die aandag daarop te vestig van hoe ons eetgewoontes gevorm word. Ons is nie aldag daarvan bewus hoe ons doen en late, handel en besluitneming 'n blywende invloed het op die vorming van ons eetgewoontes nie. Nie net op onsself nie, maar ook op die res van ons gesinslede, veral op ons kinders.

Eet moet ons noodgedwonge doen, anders slaat ons neer. Jy kan nie daarsonder nie. Eet word dus 'n gewoonte nes

alkohol, nes dwelms, soos tabak en ander. Dis
verslawend. Daar is geen twyfel aan nie. Ek kan wel nog
sonder die wingerdsap, sonder die twakkies, die
daggablaar, maar ek kan nie sonder kos nie. Ek moet dit
inneem. Lo and behold, ons word stilweg en amper
onbewustelik daarin vasgevang, kyk maar net na die
volgende hoofstuk.

Hoofstuk 2

<u>Die rol van tradisies in ons eetgewoontes</u>

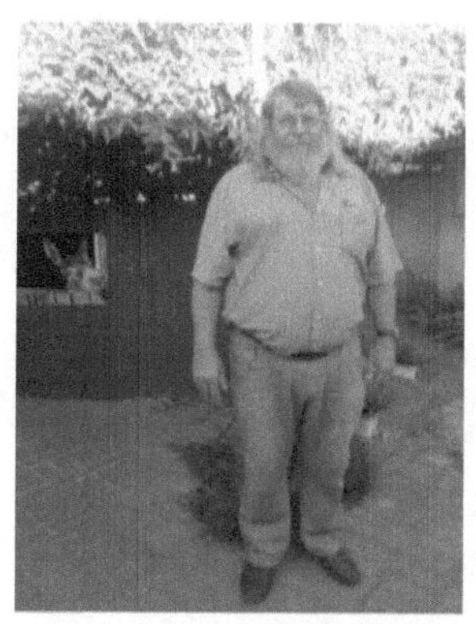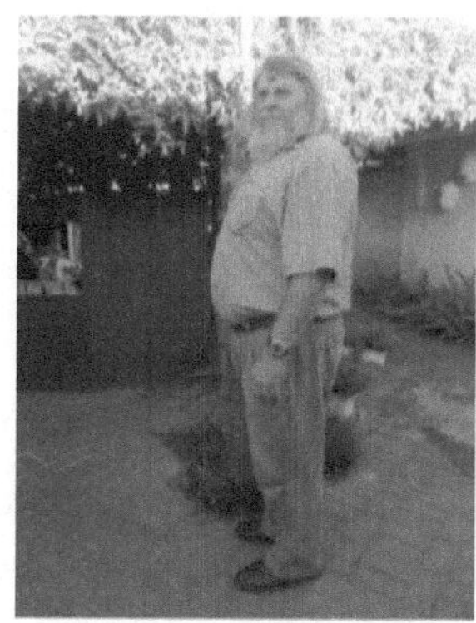

Op 1 Maart 2017 weeg ek 115 kg en is dus 7 kilogram in die eerste maand af. (Fotos deur Gusta de Kock).

Die meeste Suid-Afrikaners het vaste tradisies rondom etes. Dit is waarom braaivleis so kenmerkend tuis is onder ons mense. Dit is eiegoed; bykans ondenkbaar dat dit nie deel van ons is, kan of ooit sal wees nie. Maar daar is nog iets wat nou aan ons verweef is en dit is gasvryheid.

<u>Gasvryheid</u>

Uit kinderdae onthou ek hoedat oorle' Ma altyd die eetgoed gereed gehad het. Dit was sommer enige tyd,

maar veral as kuiermense sou kom. Later, toe ons
kinders die nes verlaat, het ons die kuiermense geword.
Of dit nou tuisgebakte beskuit was of haar allerheerlikste
koeksisters – sy was alom bekend daarvoor – haar
skaapboud waaraan ieder kon smul of 'n eenvoudige
gebakte eier, soos niemand anders in die wêreld haar kon
nadoen nie. Haar gasvryheid en kos of eetgoed was altyd
aanmekaar gekoppel.

Dit is egter nie net sy nie. Is dit nie tipies dat ons
volk ons gasvryheid met eetgoed bewys nie? Ek sê nie
dit is verkeerd of onwys nie. Ek praat van die
oordadigheid waarmee ons dit doen.

Waar kom ons hieraan?

Wat van nog 'n stukkie koek?

Kry nog 'n snytjie melktert.

Hoekom vat jy net drie koeksisters. Help jouself,
daar's oorgenoeg.

Voorgaande is oorbekende voorbeelde. Dis amper 'n klap
in die gasvrou se gesig as iemand net een stukkie
melktert eet of sy bordjie neersit na net een sny koek.
Ons bedoel goed, maar ons mis die hele punt. Een sny
melktert is genoeg. Dis 'n porsie. Een snytjie koek is
genoeg. Dis 'n porsie. Jy kry diegene wat sê hulle vat net
een snytjie koek en sny dit dan omtrent vyftien
sentimeter breed. Dis wel een sny, maar nie 'n porsie nie.

Ons volkie koppel deurgaans eet aan gasvryheid,

maar sukkel om te besef dat dit nie nodig is om oormatige hoeveelhede aan te bied nie. Dit is asof ons vrolikheid en gasvryheid wil bou rondom die hoeveelheid wat te ete aangebied word. 'n Mens kan ewe gasvry wees met minder om te eet. Jy kan ewe gesellig kuier sonder om eetgoed in te sluit. Ek vind dat hierdie tradisie reeds 'n tipe eetgewoonte is wat as't ware as eetpatroon vasgelê is.

Dis juis die betrokke eetgoed wat jou postuur laat wyer raak, jou klere kleiner en jou gesteun meer met elke beweging, maar ons doen heel gemoedelik voort, want ons geniet die mense se gasvryheid. Wie probeer jy bluf behalwe jouself?

Kuier

Ons kan onsself nouliks 'n besoek aan familie of vriende voorstel waar daar nie eetgoed by betrokke is nie. Of dit vir 'n braai, 'n oorkom-vir-die-aand-kuier of vir 'n langer tydperk is, kuier en kos is aanmekaar verbind. Ons sien dit as gemeensaam en daarom is dit geensins vreemd dat die kuier en die gehalte daarvan dikwels aan die hoeveelheid kos gemeet word.

Ons het nou wel lekker gesels, maar daar was maar vrek min om te eet.

Volgende keer bring ek my eie eetgoed saam. Mens voel te skaam om nog 'n stukkie koek te vat. Netnou is daar nie genoeg nie.

Intussen het die gasvrou dalk juis vir elkeen net 'n groot
genoeg porsie op die bord gehad wat volgens haar
oordeel voldoende sou wees. Dis jy wat nie weet wat 'n
porsie is nie, wat nie weet wat 'n goeie eetgewoonte of
genoeg is nie. Jy bevind jou op die verkeerde bladsy,
vriend.

Moenie die gasvrou sleg laat voel nie

As jy nou 'n gasvrou sleg wil laat voel, moet jy net een
keer jou bord vol kos skep. Dis dan ook die rede hoekom
soveel daarvan voorberei word. Daar moet meer as
genoeg wees, sodat daar meer as een bord per persoon
kan wees; watter verleentheid vir die gasvrou as iemand
nog wou hê en die opskepskottel is leeg.

Dalk was daar in die gasvrou se kop 'n heel ander
prentjie omdat sy bewus is van gesonde eetgewooontes
en wat die werklike grootte van 'n porsie per persoon is.
Sy het daarom net genoeg vleis en rys saam met
aartappels gaargemaak sodat niks oorbly nadat almal
opgeskep het nie. Sy het beplan en gesorg dat daar vir
elkeen genoeg sou wees.

Tradisie skep hierdie wanbegrip van ewige oorvloed
en dat jy sonder skaamte jou bord meer as een keer vul.
Sommige gasvroue se gesigte val soos 'n kaarthuis

inmekaar indien niemand 'n tweede keer skep nie. Die tante sak in 'n floute neer en moet gelawe word; dan raak sy aan die tjank wanneer sy bykom *want my ete was 'n mislukking.* Ons het die definisie van porsie verloor en nog 'n groter wanbegrip oor hoeveel ons veronderstel is om te eet.

Die grootte van porsies

Hierdie is verwant aan die vorige afdeling. Wanneer iemand kleinerige porsies skep, kan die gasvrou dit moontlik vertolk dat haar sorgvuldig voorbereide maal na veevoer smaak. Vele by buffetetes lyk meer na sirkusartieste wat 'n balanseertoertjie uitvoer in die poging om die opgehoopte vrag kos veilig tot by sy aansitplek te karwei.

Dis nie porsies wat geskep word nie. Dit lyk eerder asof die kos met 'n skopgraaf in die bord gedump is; dis oorlopensvol en val omtrent oor die rand.

Daar is porsies wat uiteraard sedert geboorte groot is, soos suster Annette altyd sê. Dink maar aan 'n eisbein en ek bedoel nou nie 'n speenvarkie s'n nie. Ek is self baie lief daarvoor en in Windhoek, Namibië, is 'n eetplek wat hierin spesialiseer. As jy daar gaan eet, moet jy weet jy gaan 'n ordentlike stuk vleis kry. Dit weeg rondom 'n kilogram en as jy hom kan baasraak, bravo. Dit maak jou nie 'n vraat as dit 'n nou en dan-geleentheid is nie, solank dit nie 'n daaglikse gebeurtenis word nie. Oor hoe om met die res te maak indien die vrag varkvleis jou oorraak, kyk onder hoofstuk 10 wat handel oor uiteet en hoe om dit te hanteer.

Deesdae vlug meeste seker van die tafel weg as hulle 'n lekker gebakte skaapkop op 'n bord sou sien. Oorle' ma het hom gaargemaak dat jy letterlik sit en kwyl terwyl dit opgedis word. Vandag se mense sal groen, geel en pers om die kiewe raak en nie aan tafel bly as jy so iets voor hom/haar neersit nie, maar dis net omdat hulle nie weet wat lekker is nie.

In my kinderdae was dit in ons huis so algemeen soos 'n koppie koffie en was slaggoed bekostigbaar. Ek het immers op 'n besproeiingsperseel grootgeword en ons het eie slaggoed aangehou. Elke Vrydag was slagdag en skaapkoppe was nie weggegooi nie. Nou kan jy self dink dat jy die ding nie kan staan en opsny nie, want dis omtrent net been en was dit geensins vreemd dat elkeen sy eie skaapkop op sy bord gehad het nie. Dit is 'n spesiale geleentheidsmaal net soos byvoorbeeld 'n eisbein en is dit dus vanselfsprekend dat hier nie na 'n porsie verwys word nie.

Oorle' Ma het self ook met skaapkop op die tafel grootgeword. Ek haal graag 'n deel aan uit my familiegeskiedenisboek. Dit is 'n bydrae deur nig Dollie Genis. Haar pa – oorlede ma se broer en dus my oom – is die betrokke skoolkind waarna verwys word. Hy het vanaf 'n Namakwalandse plaasskool by Laerskool Schoonspruit op Malmesbury beland toe Oupa-hulle daarheen verhuis het.

Op 'n dag het ouma Annie vir hulle (dis haar skoolgaande kinders.) 'n gebakte skaapkop as middagete skool toe ingepak. Die ander kinders het nuuskierig om hulle saamgedrom toe hulle dit sien en vies hul neuse opgetrek. My pa het stukkies met sy knipmes afgesny en nadat van die kinders daaraan geproe het, het hulle lekker saamgeëet.

Stel jou voor as 'n skoolkind vandag met 'n skaapkop by die skool sou aankom. Dit sal voorbladnuus in die plaaslike koerante wees.

Vriende, wat ek wil beklemtoon, is dat ons eetgewoontes sedert baba- en kleuterdae vasgelê word en tradisie ook 'n invloed daarop het.

Eens was dit die Yanks wat as die vet kolosse beskryf
was en het 'n mens jou neus half opgetrek vir die siele,
veral omdat hulle by uitstek rommelkos eet. Lo and
behold, die hedendaagse vergelyking maak ons omtrent
ewe skuldig. Indien jy na die talle waggelende mense in
ons eie samelewing kyk, waarvan ek ook een was, is dit
'n nasionale ramp, want ieder en elk stoei met die vet.
Die lekkergoed op die winkelrakke bestaan hoofsaaklik
uit sjokolade. Suiker is aan die orde van die dag en as 'n
persoon bitter tee of koffie drink, word hy aangekyk asof
hy van 'n vreemde planeet kom of dalk aan 'n onbekende
siekte ly. Natuurlik was suiker nog nooit sleg nie, maar
moet ons nie bietjie verder as dit kyk nie? Daar is
vandag byna nie 'n produk waarin dit nie voorkom nie.
Soetgoed verkoop, want suiker is verslawend. Dis tyd
dat ons wakker skrik en die werklikheid in die oë staar.
Dis tyd vir realiteit.

Hoofstuk 3

Die realiteit

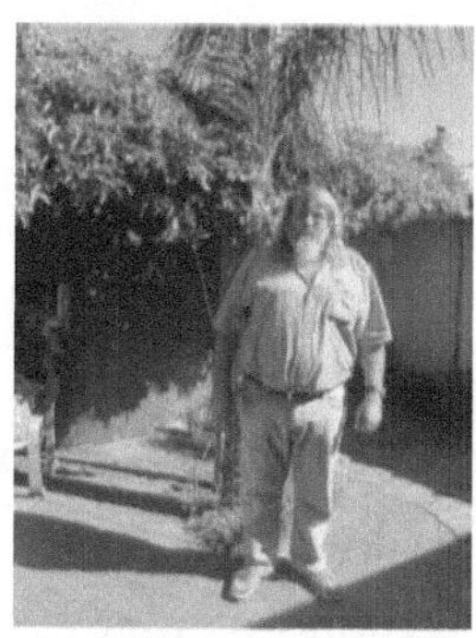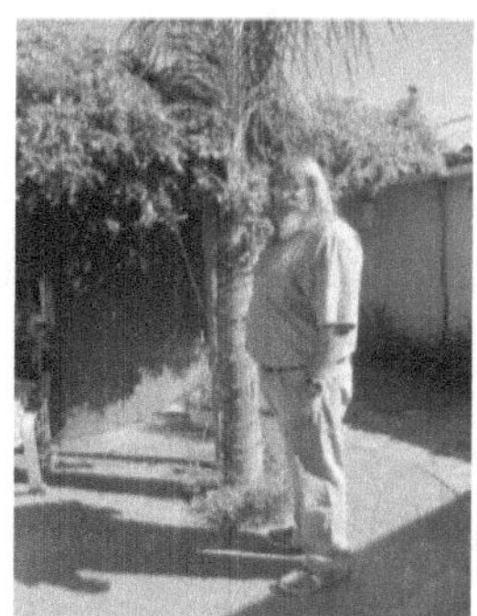

Op 1 April 2017 weeg die uwe 112 kg en is dus 10 kilogram af. (Fotos deur Gusta de Kock).

Realiteit beteken ons moet dinge in die regte perspektief sien, die werklikheid vir wat dit is. Dis soos om kaal uit te trek voor mense. Dan is aansit, ontkenning en die maskers af en uit. Dan is selfbedrog vervang met erkenning en nugtere denke. Verskonings, regverdigings en verduidelikings word dan in 'n kas toegesluit om nooit weer oopgesluit te word nie. Die belangrikste is om te besef dat dit tyd is om eerlik te wees met jouself.

Ekself moes dit doen. So sal jy ook moet. Jy sal na jou eetgewoontes moet kyk en twee belangrike faktore is wat en hoeveel jy eet. Maar dis nie al nie, daar is nog 'n paar aspekte om in ag te neem. Hoe begin 'n mens om realiteit en perspektief te kry? Alles klink en lyk nou deurmekaar. Hoe weet ek waar om te begin? Hoe stel 'n mens vas waar jy jou in hierdie oënskynlike warboel bevind? Kom ons begin deur 'n paar verbandhoudende vrae te vra of stellings te maak.

Hoe lyk ek en is ek aanvaarbaar vir myself?

Daar is net een beginpunt wat my aanbetref en dis by myself. Geen ander nie. Daar is geen groter realiteit nie. Jy ken jouself, jy weet presies wat jy doen, wat jy eet, hoeveel jy eet en dis ook jy wat 'n verhouding met jou skaal het. In baie gevalle is dit 'n baie gebrekkige verhouding en wil jy nie die woord skaal hoor of die ding hoegenaamd sien nie.

Dis moeilik om jouself te konfronteer omdat ons neig om simpatiek teenoor onsself te wees. Ek moes dit egter ook doen. Dit het my die ingewing gegee om met myself in die derdepersoon praat. Dit maak 'n mens minder simpatiek teenoor jouself.

Trek jou klere uit en gaan staan voor die spieël. Hoe lyk jy vir jouself? Is dit die beste wat jy kan lyk? Lyk jy vir jouself gesond? Is jy oorgewig of nie? 'n Eerlike antwoorde hierop is nie verduidelikings, verskonings of ontkenning nie, dis 'n eenvoudig ja of nee.

Hierdie is 'n goeie begin en ideaal om later, wanneer jy die boekinhoud deurgewerk het, dit 'n

gesinsaangeleentheid te maak. Bespreek alles saam, kry
almal betrokke, skep daardeur 'n aan-huis-
ondersteuningsgroep in plaas van 'n eensame, individuele
poging. 'n Gesin is nie almal beskore nie, maar 'n mens
kan dieselfde doen deur dit met jou vriende of
vriendinne te bespreek, jou verloofde of wie ookal.

Niemand behalwe jyself is verantwoordelik vir die
keuses wat jy aangaande jou gesondheid en uiterlike
maak nie.

Niemand dwing jou om te koop wat jy koop of kies
om te eet wat jy eet nie. Niemand het jou op die grond
vasgedruk en die eetgoed in jou keel met 'n stok
afforseer nie. Nee, dis alles net jyself. Dit is dus net reg
dat jy by jouself moet begin.

'Is ek vir myself aanvaarbaar soos ek tans lyk?' As
jy 'ja' antwoord en jy jouself nie belieg nie, dan is dit
reg. Ontkenning, verskonings en regverdigings kom gou
vanself, maar daarom is daar onpartydige tabelle wat jou
sal vertel of jy besig is om jouself te be-drieg. (Dit
verskyn op bladsye 112 – 115).

Eerlikheid is deel van die wegspringpunt. As jy
ernstig is, is dit die pad om te stap. Indien nie, maak
eerder die boek toe en gaan koop vir jou sjokolade, want
jy gaan nou-nou depressief voel en dit sal jou troos. Kry
sommer koeldrank en tjips ook.

Vriende, simpatie vir jouself sal jou nie by die
realiteit uitbring nie. Dit spreek vanself dat dit jou

besluitneming sal beïnvloed en jy moet self uitwerk hoe ernstig jy daaroor is om jou lewe, eetgewoontes en lewenstyl te verander.

Daar is wel 'n subjektiewe faktor waarteen jy moet waak. Wanneer jy jouself in die spieël gadeslaan en jouself nie aanvaarbaar vind nie, pas op vir selfverwerping. Dit is nie die motief van hierdie oefening nie. Dis suiwer om by die naakte werklikheid uit te kom. By aanskoue van jou liggaam sê jy dalk iets soos die volgende: *Jou vet vark. Kyk hoe lyk jy. Walglik.*

Nee, vriende, dis nie die korrekte benadering nie. Dit is belangrik om dit positief te draai en eerder sê: *Kyk baie mooi na jouself, want jy gaan nie langer meer so lyk nie. Jy gaan verander. Jy kán verander om nooit weer so te lyk nie. Jy gaan binnekort baie beter lyk.*

Jou ingesteldheid moet reg wes. Jou benadering moet positief wees. Dit moenie 'n straf wees nie, maar 'n vooruitsig na 'n nuwe lewe en 'n nuwe jy; beskou dit as 'n avontuur. Dit moenie weersin bring nie, maar opgewondenheid, geen depressiwiteit nie, maar eerder kinderlike afwagting en gewilligheid om die nuwe jy te ontmoet sonder enige swaarmoedigheid oor wat jy tans sien.

Wat of wie moet ek blameer?

Jou antwoord sal jou eerlikheid toets indien jy nie

tevrede met jou massa is nie. Daar is duisende
verskonings wat mense vir oorgewig voorhou.

*'Dit is oorerflik want ons hele familie, vanaf oorle'
oupa Jan tot by my, is almal sulke groot mense.'*

*Nee man, ek eet nie te veel of verkeerd nie, ek het 'n
klierprobleem.*

Weet jy, ek kan so min eet soos 'n mier, ek bly so vet.

*Ek het al duisende diëte probeer. Niks werk vir my
nie.*

*My metabolisme is anders. Dit maak nie saak wat en
hoe ek eet nie, ek word vet.*

Indien jy enige van voorgenoemde of soortgelyke as
verskoning voorhou, lieg jy vir jouself. Oorle' Kees
Coetzee het altyd gesê *jy kan my vertel perdemis is vye –
ek sal jou glo, maar ek gaan dit wragtig nie eet nie.* Dus,
jou storie klink geloofwaardig, maar dit oortuig my nie.

Jy sien, jou argument en verskonings is soos 'n sif –
dit hou nie water nie. Jy bedrieg jouself, 'n slegte
wegspringpunt om by realiteit uit te kom. Net jy alleen is
te blameer vir hoe jy lyk en niemand anders nie.

Wat is vet?

Is vet iets wat die wind aanwaai? Kry jy dit soos 'n
verkoue? Word dit op jou afgedwing? Nee, vriende, nie
een van hierdie of enige ander vreemde rede nie – vet is
kos wat as onverbruikte brandstof in die liggaam gestoor

word. Einde van die storie.

Die liggaam het X aantal kalorieë (kilojules) per dag
nodig om te funksioneer en aan die gang te bly. Net jy
trap die voedsel-pedaal. Neem jy minder in, gaan jou
liggaam dit wys en gaan jy soos 'n riet oor die
langtermyn lyk .

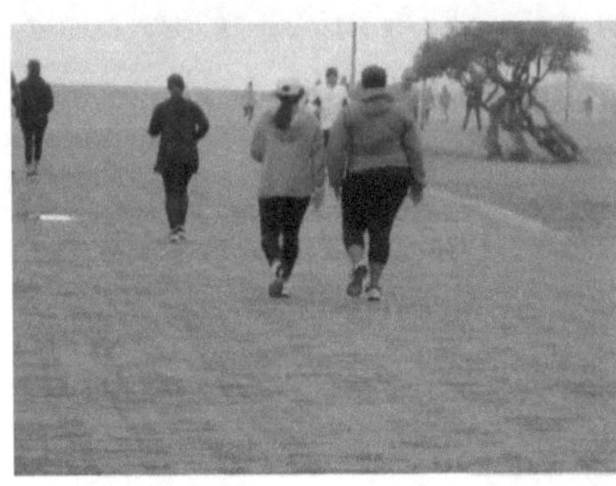

*Oefening is
belangrik in die
proses om gewig te
verloor.
(Foto deur Dries de
Kock)*

Die teenoorgestelde is net so waar. As jy meer inneem as
wat die liggaam vir daaglikse verbruik benodig, word dit
gestoor as vet. Dit is waarom diere in die goeie reënjare
so vet is en wanneer die droogte toeslaan soos tans, raak
hulle so maer dat jy soms gelyktydig deur drie van hulle
kan sien. Maar daar is mense wat anders redeneer
wanneer hulle na hulself kyk en dan verklaar: *Haai, ek
eet omtrent niks en kyk hoe vet is ek. Ek kan dit nie help
nie.*

Waarom bly diere dan nie vet tydens droogtejare
nie? Jy kan oornag 'n multimiljoenêr word as jy daardie
beginsel of tegniek aan die boere verkoop. Die waarheid

is egter dat jy te veel en verkeerd eet.

Ja, dit klink kras en gevoelloos, kru en hard, maar as jy nie by die waarheid en eerlikheid oor jouself kan uitkom nie, moet jy nie verder lees nie. Die doel van hierdie boek is jou te help raaksien wat noodsaaklik is om by jou ideale liggaam uit te kom. Nie om jou te paai en help verskonings soek om steeds oorgewig te bly of nog gewigtiger te word nie. Kyk na my foto's en jy sal sien ek moes presies dieselfde pad stap. Dit kom nie vanself nie. Dit gaan 'n reusepoging van jou verg, maar die vrugte van vasbyt is die moeite werd.

<u>Hoe lyk my gesin? Is ons gewig reg?</u>

Noudat jy na jouself gekyk het, kyk na jou gesin. Hoe lyk hulle? Is hulle skraal en net jý dik? Heel onwaarskynlik, want die gesin behoort meeste van die tyd dieselfde kos te eet. Indien hulle ook swaarder is as per die tabel op bladsye 112 - 115, is dit tyd om te besef die hele gesin sal 'n aanpassing moet maak. Dis 'n goeie geleentheid om almal betrokke te kry en is dit reeds 'n begin; almal kan dit saam doen en as 'n span die eetgewoontes en lewenswyse wysig. Op die manier word almal ondersteun en word nie net een persoon uitgesonder as sondaar nie.

Almal kan insette en voorstelle lewer en saam kan besluit word watter rigting die beste aan almal se

behoeftes sal voldoen. Sodoende word die gesinsband
versterk en bekom almal waardevolle insig wat hulle vir
die res van hul lewens sal behou en ook aan hul nageslag
kan oordra.

Om as gesin saam na julle onderskeie gewig te kyk,
sal lei tot onderlinge kompetisie – maar hou dit lig en
vermaaklik.

<u>Gesin se gesondheidstoestand, voedselsoorte en maaltydporsies</u>

Dit is 'n belangrike faktor om in aanmerking te neem.
Hou alle gesondheidstoestande of –probleme in ag, Hou
enige skete, simptome of klagtes verband met oorgewig?
Indien wel, is dit die ideale geleentheid om die saak te
verbeter of reg te stel. Toestande soos diabetes, hoë
bloeddruk, hoë cholestrol en ander kan deur verstandige
aanpassing nou uitgeskakel of verbeter word.

Dit is duidelik dat die verandering van eetgewoontes
en wat jy gaan eet, nie net oor gewigsverlies gaan nie,
maar ook oor gesondheid. Ons weet dat geld nie
gesondheid kan koop nie, maar dit is binne ons elkeen se
vermoë om iets daaromtrent te doen deur gesonde
eetgewoontes te kweek. Dis beslis goedkoper as dokters,
verleng lewens en hernu jou ganse menswees,
liggaamlik sowel as psigies. Beskou jou nuwe besluit
positief en nie as straf of 'n dieet nie, want dit is nie 'n

dieet nie. Dis 'n permanente verandering van leefstyl en eetgewoontes.

Maandelikse kruideniersware

Noudat jy opname gemaak het ten opsigte van jou eie en/of gesinslede se massa en hulle gesondheidstoestand, is dit tyd om te kyk na wat presies jy tot nou geëet het. Uiteraard is dit items en produkte wat jy tans op jou kruidenierslys het. Jy hoef nie Einstein se IK te hê om te kan onderskei watter tot gewigstoename lei nie. Suiker en stysel is bo-aan hierdie lys. Interessant om te weet is dat stysel tot suiker afgebreek word voor opname deur die liggaam.

Dadelik kom items soos lekkergoed, suiker, koeldranke, brood, aartappels, rys, pasta en meer, na vore. Weer beteken dit nie dat 'n mens dit nie mag eet nie. Dit gaan weer oor hoeveel en hoe gereeld jy daarvan eet.

Neem die volgende as voorbeeld: Jy het 'n lekker pot kerrievleis gemaak met die heerlikste sous; voeg nou 'n snytjie brood daarby, rys of pasta en neem die kleingesnyde aartappels in ag wat jy in die gereg gesit het. Hoeveel styselbronne is daar? Las dan een of ander nagereg soos malvapoeding wat suiker en meel (stysel) bevat, by – jy kan nie hiermee gewig verloor nie.

Tog is dit hoe ons gereeld eet en dan verbaas

41

verklaar: *Ek eet so min, maar raak steeds vetter.* Jy mag van al hierdie goed eet, maar kom ons wees selektief en beperk die suiker en stysel deur byvoorbeeld net een styselbron in te neem in plaas van drie en net 'n klein bietjie soetgoed as nagereg in plaas van 'n bak vol.

'n Mens kan net so lekker eet, maar ook veel gesonder wanneer die stysel met nog 'n groente of slaai vervang word; die soetgoed verminder of selfs 'n suikerlose nagereg soos aarbeie met onversoete laevetjogurt of net skoon onversoete laevetjogurt alleen, eet. Sou jy die aantal kalorieë van die twee maaltye vergelyk, sal jy verras wees om te sien hoe groot die verskil is.

Dadelik dink jy daar is nou 'n radikale aanpassing ten opsigte van jou kruidenierslys en dat dit moeilik gaan wees om te weet waarmee om die vorige items te vervang. Die kaloriewaarde of soms aangedui as kilojules, van elke produk verskyn op die verpakking. Dit is verpligtend. Dit is maklik om onder die knie te kry en neem net 'n minuut of wat om te bepaal.

Memoriseer die inligting, teken dit aan of bewaar dit op jou selfoon. Teen die derde inkopietog weet jy presies wat jy soek en gaan dit woerts-warts. Dit is maklik om 'n produk in 'n kits te oorweeg. Vra jouself bloot of die produk jou en jou gesin se gewig en gesondheid bevoordeel. Bepaal of die stysel- en suikerinhoud aanvaarbaar is.

Vantevore sou jy 'n klomp van 'n bepaalde item
gekoop het sonder om regtig te weet waarom jy soveel
koop. *Vir ingeval* is 'n baie algemene, maar sinnelose
rede. Wanneer jy porsiegrootte per persoon in
aanmerking neem, koop jy baie minder en is jou
kruideniersware-uitgawe minder. Koop in verhouding tot
jou gesinsgrootte en die porsiegrootte van elke
voedselsoort; jy het dus X-kilogram van dit of dat nodig,
soveel groente, soveel van wat ookal en jou oë sal nie
oormekaar slaan wanneer dit by betaal kom nie.

In plaas van toebroodjies as skoolkos vir die kinders,
gee hulle vrugte en/of 'n stuk kaas, kersietamaties en 'n
klein houertjie onversoete, natuurlike jogurt. So spaar jy
tyd. Die kinders kan leer wat hulle om saam te neem
skool toe en om hulle eie kosblikke te pak. Daardeur leer
hulle al van jongs-af watter kossoorte gesond is en nie
tot oorgewig lei nie. Ongelukkig het die meeste skole
kiosks waar rommelkos en lekkergoed verkoop word.
Hou verby en leef gesond. As ouers nie geld voorsien vir
die snoepie nie, kan die kinders selfs aangemoedig word
om eerder die bedrag te spaar.

Wat veroorsaak my en my gesinslede se oorgewig?

Hierdie geldige vraag hou verband met die voorgaande.
Die gesin se gesondheids- en gewigstoestand reflekteer
op die ma van die huis. Dit word steeds algemeen

aanvaar dat ma's die maaltydvoorsieners in die huis is en indien die ganse gesin oorgewig neig, word die vinger op haar gerig; dit is sy wat die verkeerde en vetmaaketes berei en Ma se beeld ly dan skade.

Draai die saak egter om en sit 'n gesonde maaltyd voor, dan verander die deuntjie: *Sjoe, ons behoort julle voorbeeld te volg; julle lyk gesond en mens kan sien dit is van die tipe kos wat julle eet; op hierdie manier kan 'n mens nie vet word nie.*

Nou kry die gesonder eetgewoontes hoë agting en Ma se beeld het weer aansien. Sy word nou gerespekteer vanweë haar en haar gesin se eet- en voedseldissipline.

Die meerderheid mense is oorgewig.

Hierdie is 'n bekende feit en selfs die regering het aksie begin neem deur suikerbelasting in te stel. Uiteindelik is besef dat die volk se suikerinname die hoofoorsaak is.

Die oorgewigverskynsel is oral waarneembaar en sluit byna elkeen van ons in. 'n Klompie jare gelede was dit nog onaanvaarbaar om oorgewig te wees, veral onder die Evasgeslag. Deesdae egter is dit byna 'n mode en hang kaal mae soos stukke spek en waggel amper ieder en elk op straat soos vetgevoerde slagganse. Is 'n persoon se gewig korrek en figuur skraal in vergelyking met die meeste ander mense, word gou gevra: *Is jy oukei; is jy anoreksies; is jy siek?*

Na regte is daar iets met húlle verkeerd en nie met die skraal persoon nie. Dis asof die samelewing se perspektief in hierdie opsig verdraaid geraak het. Die realiteit is dat ons in 'n oorgewig gemeenskap lewe waar dit die aanvaarbare norm is en ons is gemaklik daarmee; dis sosiaal aanvaarbaar. Oorgewig het egter nadelige gevolge.

My gesondheid ly daaronder

Jy kan spook tot jy jou eie tong raak trap van moegheid, praat en verduidelik, maar jy gaan sukkel om my te oortuig dat vet nie jou gesondheid benadeel nie. Daar is hordes nadelige gevolge wanneer dit by oorgewig kom en ek kan verskeie noem. Die ergste wat ek ondervind het, is die skade wat jy aan jou skelet en veral aan jou voete doen.

Namate jou gewig toeneem, raak jou skelet niks sterker en jou voetbeenstruktuur niks groter nie. Die voete self vergroot weinig in verhouding tot die vergrote liggaamsmassa, behalwe as gevolg van swelling. Ons Vader het ons liggaamsdele in verhouding tot ons gewig geskape, anders sou Hy spesifiek ons voete só gemaak het dat dit toenemend kan vergroot sodat dit drie of vyf maal ons eie gewig kon dra. So duidelik kom die prentjie van die oorlaaide donkie weer in my geheue op wat ek in Griekeland gesien het tydens ons besoek daar 'n klomp jare gelde.

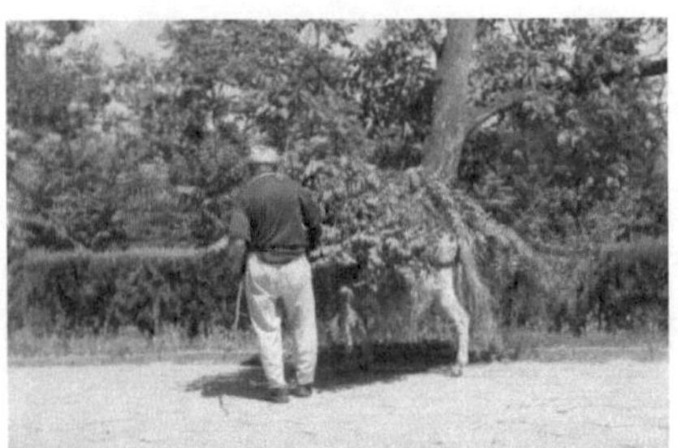

Weinig van
Langoor steek
onder die vrag uit.
(Foto deur Dries de
Kock)

Weinig van Langoor is onder sy lading sigbaar, maar gelukkig is dit net ligte plantmateriaal. Maar sê nou dit was sakke sand? Geen wonder nie dat die spreekwoord lui: *'Dis die laaste strooi wat die kameel se rug breek'.* Jy sien, die skelet van enige lewende wese kan net soveel dra en nie meer nie. Dan breek selfs die kameel se rug. Kyk na sommige mense se massa en skelet, in besonder hul voete en dink watter geweldige lading hulle dra.

Nog 'n paar nadelige gesondheidtoestande of siektes, as gevolg van oorgewig (as jy getroud is en kinders het, sluit dit hulle in) is:

- glukoseweerstandigheid, 'n toestand wat diabetes vooraf gaan; hoë cholestrolvlakke en bloedglukose is moontlik; Dit het met my gebeur as gevolg van my voorliefde vir vetterige en olierige kos, by uitstek kitskos.

- verhoog beroertepotensiaal;
- kan lei tot onvrugbaarheid;
- by vroue kan dit lei tot verskeie swangerskapprobleme waaronder hoë bloeddruk, moeilike keisersnee, moontlike diabetes wat jou ongebore kind direk gaan beïnvloed, vervroegde geboorte;
- oorgewig kan ook verband hou met asma;
- word ook verbind met jig;
- voorkoms van hoë bloeddruk, ongeag die geslag;
- galstene;
- druk op jou lewer en lewerversaking is nie uitgesluit nie;
- nierprobleme kan ontwikkel en selfs 'n kroniese toestand word;
- sooibrand is algemeen;
- koronêre hartsiektes word 'n groter risiko;
- risiko tot kolonkanker verhoog terwyl by vroue verhoogde bors- en baarmoederkanker gevind word asook polisistiese ovariumsindroom;
- diabetes tipe 2;
- slaapapnee - dis 'n toestand waartydens die asemhalingsritme versteur raak of selfs staak. Oormatige gewig rondom die borskas, nek en lugweë veroorsaak onnodige drukking. Dit is die einste toestand wat die narkotiseur verlede jaar

eers by my moes ondersoek voor die operasie
waartydens vier yslike blaasstene verwyder is.

- Selfs spierbeheer gaan verlore soos by die blaas
  en ook die diafragma.

Bostaande is maar net 'n paar van die moontlike
gesondheids-risiko's wat bestaan. Kyk weer na jouself,
jou gesinslede, vriende, familie en ander oorgewigmense
en dink hieraan wanneer jy weer iets eet, kos voorberei,
lekkergoed, koeldrank of sjokolade koop of jou
kruidenierslys opstel. Is dit die moeite werd? Dit is jyself
wat tot hierdie potensiële gesondheidsrisiko's bydra. Ons
grawe ons eie graf met ons tande.

Jy leer jou kinders 'n ongesonde eetpatroon

Tensy 'n ommeswaai plaasvind ten opsigte van die soort
voedsel en hoeveelhede wat jy inneem, is jy stewig op
pad om jou kinders ongesonde eetgewoontes te leer. Ek
onthou wat my oorle' ma vir ons voorgesit het. Ek kook
in my huis meestal self en natuurlik was haar disse
heerlik, maar nie almal altyd gesond nie.

Ek het nie geweet hoe 'n porsie lyk nie en geen
wonder ons ganse gesin, met uitsondering van my
oorlede pa, was later jare oorgewig nie. Hy het nooit
meer as een bord kos geëet nie, al wou Ma altyd vir hom
nog skep. Sy antwoord was altyd 'nee' en hy het selde

aan nagereg geraak.

Jou kinders kan nie blameer word wanneer hulle stoel vanweë verkeerde kos- en eetgewoontes en nie weet hoeveel is genoeg nie.

Kom ek boul jou vir 'n nul en vra hoe groot is 'n porsie per persoon? Wat weeg 'n porsie vleis per indiwidu? As jyself nie weet nie, hoe kan jy verwag jou kinders moet weet? Moenie sleg voel nie, ek het ook nie geweet nie.

<u>Oorgewig beperk jou fisiese en sosiale lewe</u>

Hoe aktief is jy met jou oorgewig lyf? Dis die verdere negatiewe implikasie van te veel en verkeerde voedsel eet. Beweging en oefening is juis die aanwending van spiere wat die verbranding van energie tot gevolg het. Maar hoe dikker jy word, hoe moeiliker beweeg jy en hoe minder energie verbruik jy terwyl jou kalorie-inname konstant bly of selfs verhoog.

Dit is beslis die tendens dat vet mense later net stilsit en steeds meer en meer eet. Dis onmoontlik om op die manier gewig te verloor. 'n Persoon wat niks doen – of niks meer kan doen nie as gevolg van die moeite en pyn wat opstaan meebring – raak verveeld; hoe verveelder die persoon, hoe meer eet hy of sy. Dit is nou die troos waarna tevore verwys is.

Dis waar jy handdoek ingooi en in plaas van jou

oorgewiglewe in oënskou te neem en aanpassings maak,
neem jy eintlik jou lewe – net oor 'n langer tydperk – met
jou mond. Intussen put ons die mediesefonds uit en jaag
die mediese uitgawes op. Soos suster Annette by
geleentheid tereg gesê het, gaan jy nou oor na die
volgende fase waar jy vanweë jou eie onbeholpenheid
ander mense se probleem word. Ander moet jou nou
versorg en na jou omsien, uiteindelik alles vir jou doen;
al wat jy sonder bystand kan doen, is om nog te eet. Kras
en kru, maar die waarheid. Kyk maar om jou en jy sal
sien dit is presies so. Die kans is groot dat jy sulke
gevalle al gesien het of selfs ken.

Daar is dus later geen sosiale lewe meer nie, want
uitgaan, beweeg en meedoen aan aktiwiteite kom tot
stilstand. Depressie volg weens isolasie en
vereensaming, die perfekte rede om steeds meer te eet.
Jy is regtig nie op 'n pad van verbetering nie, maar
agteruitgang. Dis tyd om wakker te skrik.

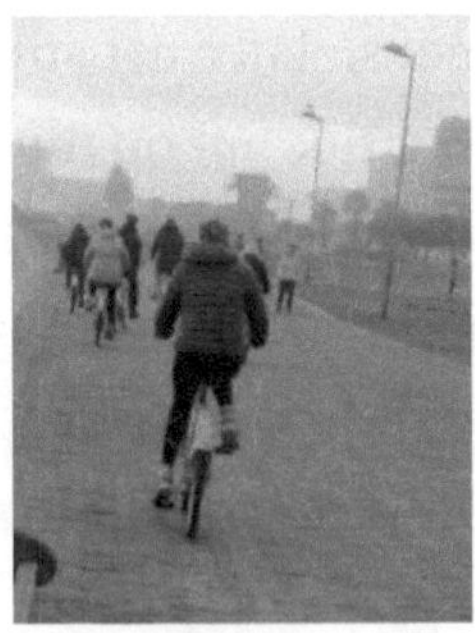

Fietsry vir oefening
(Foto deur Dries de Kock)

Waarom eet ons verkeerd?

Hierdie is 'n belangrike en vraag. Dink weer terug aan
hoofstuk 1 waarin hierdie aspek bespreek is, nl. die
oorsprong van ons gewigsprobleem. Is dit weens 'n
gebrek aan kennis of het ons as kinders verkeerd geleer
of het ons grootgeword met geen of weinig gesonde
eetgewoontes?

In my geval sal dit wees om terug te kyk na hoe my
gesinslede gelyk het toe ek kind was. In die meeste
gevalle het ek en jy voortborduur op wat ons geleer en
ervaar het. Indien dit toe al verkeerd was en jy steeds
dieselfde leefwyse handhaaf, spreek dit vanself. Dit
verwys na die hoeveelheid en tipe kos, asook die grootte
porsies waarmee jy groot geword het en self steeds
handhaaf. As dit gesonde gewoontes is, uitstekend, maar
as dit 'n ongesonde leefstyl is, gaan jou nageslag
waarskynlik dieselfde lyk. Dis tyd om hierdie sakie te
bespreek, besluite neem en 'n kopswaai te maak na 'n
nuwe en gesonder lewe. Dit klink na 'n wyse voorstel.

Wanbegrip

Daar bestaan 'n groot wanbegrip aangaande vet; veral
wanneer ons oorgewig mense sien.

Die sigbare vet skep die indruk dat vet net aan die
buitekant van die liggaam saampak. Verkeerd. Daar
word beweer dat dieselfde hoeveelheid vet wat jy aan die

buitekant sien, in gelyke mate aan die binnekant voorkom. Dit maak sin, want slag jy 'n vet hamel, sal jy duidelik sien hoe lyk sy binneverwante. En as dit by hóm so werk, hoekom sal dit nou by mense anders wees?

Vet pak ook om jou organe soos jou lewer, niere, hart, pankreas en ander, aan. Spasie raak toenemend beperk vir optimale en doeltreffende funksie. Dink maar hoe ongemaklik ons in beperkte spasie beweeg of funksioneer. Dit geld vir ons organe ook.

Daarom is slaapapnee byna 'n gegewe by obese persone. Daar is nie ruimte in die borskas vir die longe om uit te sit nie. In plaas daarvan dat hulle 'n borskas van byvoorbeeld 4 kg moet oplig wanneer die asem ingetrek word, moet dit nou 7 kg lig. Bydraend is die beperking wat die vet om die keel en nek veroorsaak. Dit belemmer doeltreffende bloedvloei en suurstofinname wat lei tot gesondheidsgevare.

'n Studie is gedoen op mense wat aan slaapapnee ly. Gedurende die slaapfase is hulle noukeurig gemonitor en ook daarna in die wakkerfase. Hulle is gevra om hul asem so lank moontlik op te hou. Sommige kon dit vir net tien sekondes lank regkry, maar gedurende die slaapfase het die apnee-episode tot twintig en meer sekondes, geduur. Dit laat ernstige rooi ligte flikker.

Apnee gebeur omdat die liggaam uitgeput raak van die massas vet wat dit tydens asemhaling moet opstoot. Dit is afgesien daarvan dat die spiere oortyd werk om die

bykomende gewig gedurende die algemene daaglikse
beweging rond te karwei. Dan neem die longe vanself
rus, want hulle kan eenvoudig net nie meer nie. Tydens
hierdie episodes is daar gebrekkige suurstofinname en -
toevoer, veral na die brein. Dit is dan ook geen wonder
nie dat van hierdie persone 'n suurstofmasker moet
gebruik wanneer hulle slaap. Dit is sekerlik nie wat jy vir
jouself en jou gesin wil hê nie. 'n Beter resultaat is slegs
moontlik indien eetgewoontes en leefstyl aangepas word.

Voedselverslawing

Nog 'n realiteit om te erken en van kennis te neem is dat
voedsel, net soos dwelmmiddels, verslawend is. Hoe
meer gereeld jou liggaam gevoer word, hoe meer gereeld
wil hy nog meer en meer hê. Jou liggaam het gewoond
geraak aan meer en nou moet die omgekeerde gebeur –
jy moet hom gewoond maak aan minder en minder
gereeld. Vetword gebeur nie oor 'n naweek nie en in baie
gevalle is mense reeds jare al oorgewig, maar wil vele
dit met 'n kitsdieet binne drie weke regstel. Dis naïef om
te glo dit kan werk.

Het jy vir jare of lewenslank reg geëet in terme van
porsies, gesonde keuses en op vasgestelde etenstye, sou
jy nooit oorgewig geraak het nie. As jy bereid is om
eerlik te wees en retrospeksie te doen, sal jy sien dat jy
van voorgenoemde afgewyk het. Jy het verkeerde kos

geëet, meer dikwels en groter porsies as nodig.

Die resultaat is dat jou liggaam geforseer was om meer kos meer gereeld in groter porsies te akkommodeer. Jy dwing jou metabolisme om vinniger en met korter intervalle te werk. Sodoende programmer jy jou liggaam vir meer kos meer gereeld. Dit is dus te verstane waarom mense met vetsug aanhou eet, gouer honger word en nie lank sonder eetgoed kan bly nie. Dis ook die hoofrede waarom diëte nie werk nie. Dit word in 'n verdere hoofstuk meer breedvoerig bespreek.

Sonder om 'n kernfisikus te wees, begin jy dalk al die oplossing raaksien. Jy sit in wese met eetgewoontes wat besig is om jou lewe te regeer en domineer; eetgewoontes wat jyself gekweek het en waarskynlik steeds toepas; jou gesondheidskarretjie is besig om vining spoed op te tel teen 'n steil afdraand af wat in 'n doodloopstraat eindig. Net 'n optimis sal nog hoop op 'n gelukkige einde.

Hoofstuk 4

Waarom eet ons nie reg nie?

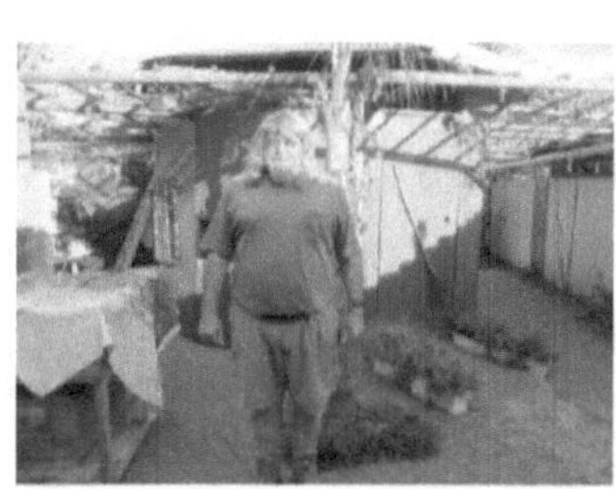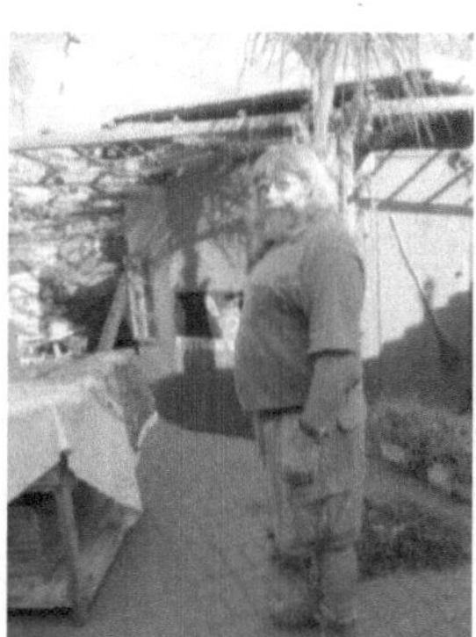

Op 1 Mei 2017 weeg ek 110 kg en is dus reeds 12 kilogram af. (Fotos deur Gusta de Kock).

Jy mag moontlik voel ek wys die vinger na jou en dat jy alleen skuldig is. Dit sal so wees indien jy nou tot kennis kom en steeds voortgaan op jou huidige koers. Daar is darem versagtende omstandighede en hoef jy nie vanweë depressie weer aan trooskos te dink nie.

Indien jy vasbyt en eerlik met jouself is, sal jy vorder op die pad na herstel. Dis egter soos tande trek: 'n mens sien daarteen op, stel uit so lank jy kan, veral as jy bang is vir 'n spuitnaald soos ekself en met goeie rede, maar sodra jy tot die besluit gekom het om te spring, staal jouself, knyp die oë vasberade toe en vat wat kom.

Jy sal verras wees om te sien hoe gou die nagmerrie
verby is.

Hierdie boek het ten doel om jou te help. Hier is 'n
paar versagtende redes wat aangevoer kan word waarom
mense oorgewig is.

Gesonde porsies en bepaalde etenstye

Vir die primêre rede tot ons ronde gestaltes kan mens die
blaam skuif na die ma en die eetgewoontes waarmee ons
as kinders grootword. Dit is seker 'n geldige rede, maar
dis water onder die brug en daaroor huil, gaan jou nie
maerder maak nie.

Laat ons eerder na die waarheid kyk en erken dat
ons die duidelike en onbetwisbare resultaat is van
verkeerde eetgewoontes. Dit is egter nie waar jy moet
stop en laat gaan nie. Draai dit positief en sien eerder die
uitdaging. Neem 'n vaste besluit om die ou patroon te
breek. Omhels 'n nuwe bedeling om jouself en/of jou
gesin te bevry van obesiteit. Sien dit as goeie redes om
julle eetgewoontes en lewenstyl permanent te verander.

Ek is nie op hoogte met die hedendaagse leerplanne
en wat dit behels nie, maar toe ek in die vorige eeu op
skool was, het ons 'n laerskoolvak gehad nl.
gesondheidsleer. Dit is heel duidelik waaroor die inhoud
gehandel het. Tans is daar 'n vak wat afgekort word na
LO wat nie verwys na liggaamsoefeninge nie, maar wel

lewensoriëntering. As dit enigsins met gesond eet, regte voedsel, korrekte porsies en bepaalde etenstye te doene het, flop dit te oordeel aan baie skoolkinders se gesette posture.

Destyds was gesondheidsleer presies wat die vaknaam sê. Van die vroegste klas af is geleer wat goed, voedsaam en reg was om te eet; soggens moes jy jou skoon vingernaels vir die juffrou wys en jou skoon sakdoek op die skoolbank langs jou neersit in plaas van 'n gwêl op die sypaadjie spoeg. Urinering in die openbaar was onwettig.

Kinders het geleer dat groente en vrugte, veral rou, gesond was om te eet, dat baie melk en suiwelprodukte soos botter en kaas jou gebeente versterk en vleis goed is vir selbou.

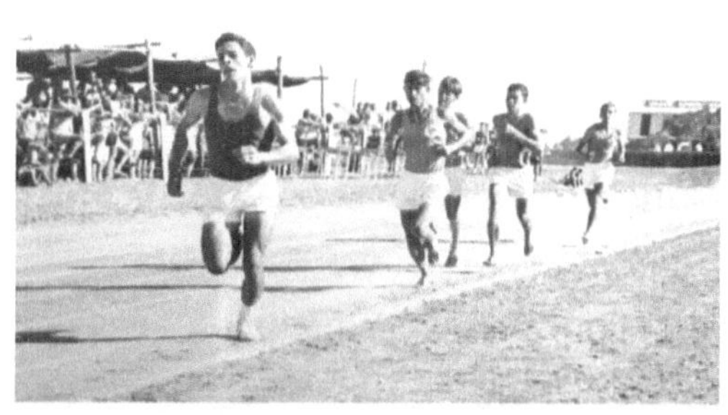

(Met volle erkenning aan die onbekende fotograaf.)

Hier is 'n atletiekfoto uit my hoërskooldae (1966-1970) en is dit duidelik hoe die liggaamsbou van kinders verskil het. Vandag is videospeletjies en niksdoen aan die orde van die dag.

Ons het almal deurgaans so gelyk. Nie een van ons het liggaamsbou gedoen nie; ons was hoofsaaklik koshuiskinders wat gebalanseerde voedsel en 'n gesonde, gereelde eetpatroon gehad het. Gesondheidsleer het dus in sy doel geslaag en dit is jammer dat hierdie tipe opvoeding nie meer op skool aangebied word nie. Die gebrek daaraan is sigbaar in sekerlik 'n deel van vandag se oorgewigbevolking.

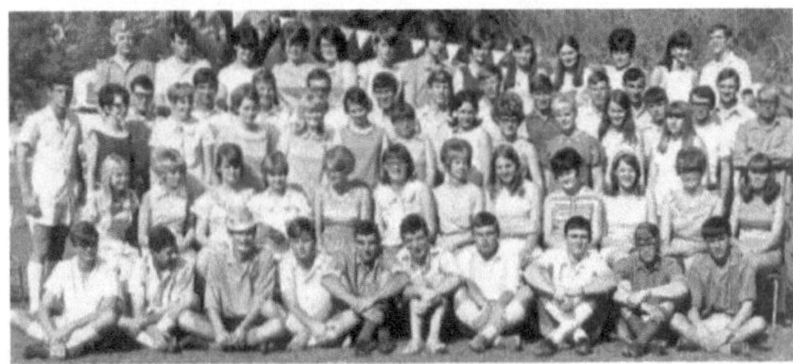

My 1970-matriekfoto met die uwe heel regs in die derde ry met gevoude arms. Hoeveel oorgewig persone sien jy? (Met volle erkenning aan die oorspronklike onbekende fotograaf.)

Ons kan die jonger geslag ouers dus tot 'n mate nie verkwalik dat hulle kinders nie leer wat gesonde kos of hoe groot 'n porsie per persoon moet wees en wat gereelde maaltye is nie. Die vorige geslag het hulle verantwoordelikheid nie nagekom nie, daarvan vergeet of nooit geleer nie. Maar daar is meer.

Gebrekkige kennis

Dis nie indiepte kennis of ure se studie nie, maar verg
eerder algemene kennis. Dis nie nodig om 'n
dieetkundige te wees om te weet dat te veel suiker, te
veel stysel sowel as oormatige hoeveelheid voedsel,
nadelig is nie. Ons behoort te weet dat etenstye bestaan
uit ontbyt, middagete en aandete en nie aaneenlopend is
van sesuur in die oggend tot tienuur saans of nog later
nie.

    'n Stukkie inligting wat jou bromponie van die pad af
mag pluk en jou op die teer kan laat ploeg, is dat stysel
in die liggaam afgebreek word tot suiker tydens
absorpsie. Nou kan jy verstaan waarom stysel jou laat
swel soos 'n splinternuwe stampplek op jou maermerrie.
In wese eet jy nie stysel nie, jy eet suiker in styselvorm
en besef dit nie.

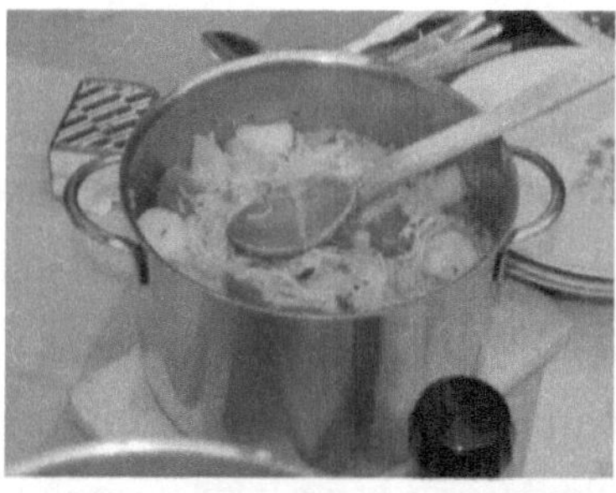

*So lyk 'n pot styselkos
wat niks anders is as 'n
pot suiker nie, want dis
waartoe dit afgebreek
word tydens opname
deur die liggaam.*
Enige hoop dat jy gaan gewig verloor as jy dit inneem?
(Foto deur Dries de Kock)

Mense sit vir ure voor rekenaarskerms, meesal vir hulle werk, maar soek ook allerhande inligting op. Sommiges is verslaaf daaraan, veral aan Youtube, maar hoeveel tyd sou hulle afstaan om kennis omtrent gesonde eetgewoontes in te win. Is dit suiwer onkunde? Dalk is dit eerder die 'wil nie-faktor' se invloed, want net nou beteken dit om minder te eet as tevore. Dit beteken dalk dat die gemaksone op pad na oorgewig, 'n ongesonde lewenstyl en liggaam,versteur gaan word – en wie wil nou gewig verloor en gesond wees? Klink sarkasties, nè, maar daar is mense wat hierin vasgevang sit wat 'n werklike diepe vrees ervaar by die blote gedagte dat hulle voortdurende etery in gedrang mag kom. Dit word soos 'n heilige koei opgepas. Die volgende punt sluit baie goed hierby aan.

Oningeligdheid

Wanneer ouers die gevare van obesiteit besef, behoort dit beslis 'n invloed op die gesinslede te hê. Veral die ma sal leiding moet neem en die gesin inlig en laat verstaan dat dit in elkeen se belang is om aanpassings te maak. Indien alleenlopend, is jy natuurlik verantwoordelik vir jou eie gesondheid. Jy het die keuse om dit te verbeter of nie.

Ons het reeds in hoofstuk 3 sekere siektetoestande en simptome uitgespel en indien mens dit wil ignoreer,

doe zo voort, maar jy sal nooit kan sê dat jy nie geweet
het nie. Trouens, die nadele van oorgewig behoort
genoeg aansporing te wees tot nuwe eetgewoontes en
veranderde leefstyl. Om dit te ignoreer, is nie wys nie.
Vorentoe sal ons dit weer bespreek.

Ledigheid.

Ledigheid is die duiwel se oorkussing, lui die
spreekwoord. Ek wil dit effe aanpas: ledigheid is een van
die vernaamste redes waarom jou stêre groter word en
jou boude dikker. Dis meestal ledigheid wat veroorsaak
dat jy jou voor die TV neerplak.

Vaste etenstye en gesonde eetgewoontes

Die belangrikheid van vaste etenstye is al vroeër gemeld.
Roetine is uiters nodig in jou daaglikse bestaan en
dit sluit etenstye in. As dit nie daar is nie, beteken dit dat
jy enige tyd eet wat gewoontlik dan heeltyd is. Hou in
gedagte dat die liggaam die etenstye memoriseer. Indien
'n mens by vaste etenstye hou en dit gebeur dat jy een
oorslaan, word jy gou bewus van jou ingewande wat
deur 'n brandgevoel op die maag, jou aanspreek. Deur
vaste etenstye word jou spysverteringstelsel
geprogrammeer om die nodige ensieme af te skei vir die
verteringsproses; dit weet dat voedsel rondom die tyd in
hom beland. Wanneer jy egter heeldag en enige tyd eet,

kan die maag nie in hierdie ritme kom of dit aanleer nie,
omdat jy voortdurend eet skei dit ononderbroke ensieme
af. Dit is waarom jy ook voortdurend honger is al het jy
net 'n halfuur gelede geëet. Snoepgoed bevat nie die
nodige voedingswaarde wat die liggaam benodig en
tevrede stel nie.

Hoeveel rus kry jou ingewande, lewer, niere en gal
as jy dit so aanmekaar kos injaag? Vandat jou oë
soggens oopgaan tot jy die lig weer afskakel, is jy
trommeldik gestop. Die maag kan nie rus terwyl jy slaap
nie. Die arme ding plus sy helpers die gal, lewer,
dermkanaal, pankreas en ander, moet deur die nag spook
om dit wat jy net voor slaaptyd ingeprop het, te verteer
en verwerk.

Teen dagbreek maak jy jou oë oop en begin weer by
die beskuitjies langs die bed. Dit is oordrewe uitgedruk,
maar ek probeer 'n prentjie skets van wat jy in
werklikheid aan jou liggaam doen.

Laat ons eerder die saak positief draai en dat jy jou
liggaam met respek behandel. Voortaan kry dit presiese
porsies kos wat in gramme afgemeet is. Jy gaan nie
oorlaai word nie. Dit gaan vasgestelde etenstye hê sodat
die spysverteringstelsel die bepaalde ensieme kan vrystel
op die regte tye. Dit sal ook saans saam met die res van
die liggaam kan rus. Dit gaan nie halftwaalf in die nag 'n
oormaat voedsel inkry wat verteer en verwerk moet
word nie. Hierdie is 'n positiewe plan en het

vanselfsprekende voordele.

Die gejaagdheid van die lewe

Dit sou kortsigtig wees om hierdie punt te ignoreer; die jare toe 'n mens op die stoep in die vieruur sonnetjie 'n koppie koffie en 'n stukkie beskuit kon geniet, is lankal verby. Dis vroeg opstaan, skoolkinders afsien, die brak en kat kosgee en soms die man ook nog help om rigting te vind werk toe na ontbyt; dan eers nog die huishoudelike take beplan voor die vrou des huis uiteindelik self by die werk uitkom. Dis 'n oorvol program maar tipies van vele huishoudings.

Dis nie net by die huis so druk is nie, maar ook by die werk. Dis waarom sommige Evas soggens in hul motors hulle gesigte verf, hare borsel of probeer om noodsaaklike oproepe klaar te praat. 'n Groot rede waarom wegneemetes of winkels se gevriesde geriefkos die gemaklike opsie geword het en kom rommelkos weer ter sprake.

Die kritiek is nie oor die aankoop van reeds bereide kos nie, maar oor wat 'n mens koop. Maak gesonde keuses, iets voordelig in plaas van nadelig. Laat die kinders eerder vrugte saamneem skool toe, 'n klein laevet jogurt tesame met 'n bietjie neute of iets dergeliks. Dit skakel toebroodjies maak uit.

Pak vir jouself en Manlief dieselfde eetgoed in, dan is dit nie nodig om iets te koop nie. Dit spaar tyd en

niemand hoef soos die taxi's te ry om betyds by die werk
te wees nie. Die gesonder opsie is ook nie veel duurder
nie. Bereken gerus die prys van brood, botter of
margarien, kaas, smeergoed en ander eetgoed. Teen
dieselfde bedrag op gesonder eetgoed te spandeer,
bevoordeel dit almal se gesondheid.

Daar is beslis gesonde ontbytkosse wat byna geen of
min voorbereiding verg; hawermout staan bo-aan die lys
vir my. Dit is binne 'n paar minute gaar, verloor geen van
die voedingswaarde tydens die gaarmaakproses nie en is
vir seker nog bekostigbaar. Kyk gerus in die winkel
hoeveel van die ontbytkosse is versoet of met een of
ander suikerlagie bedek sodat dit moet verkoop.

Gesond eet behoort deel van ons kultuur te wees;
oorsee vind 'n mens dit nogal, veral onder die Germane.
Hulle is hipersensitief vir alles wat na suiker lyk.
Hieronder is 'n foto wat ek tydens ons kuier in hulle land
geneem het, nogal by 'n troue. Die klomp staan soos
eendjies in 'n ry. Almal is vriendinne van die swanger
bruid heel voor. (Nee, sy is nie regtig normaalweg
oorgewig nie. Die dokter het net gesê sy sal nooit
kinders kan hê nie. Toe bewys sy hom verkeerd en het
tydens swangerskap gewig opgetel.) Nie een op die foto
is oorgewig nie en beslis nie uitgesoek vir die foto nie.

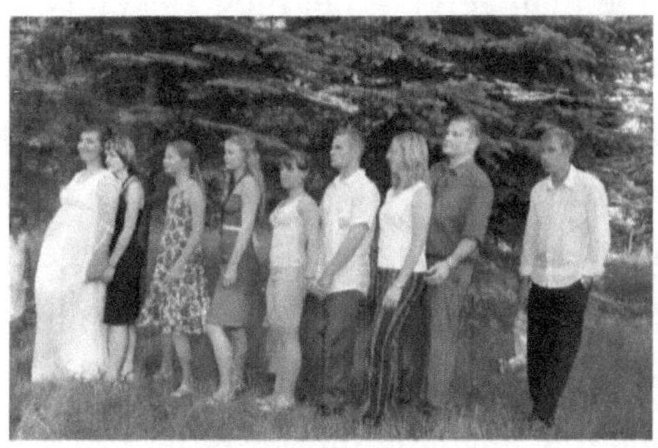

Die knaap agter is die Australiese bruidegom, skoon deurmekaar geskrik omdat hy besef hy is nou getroud. Duidelik het hy versterkings uit verskeie bottels moes neem om oor die skok te kom. (Foto deur Dries de Kock.)

Hoe ons ookal die saak beskou, die beskikbaarheid en gerief van kitskos en rommelkos is 'n groot versoeking. Jy sal egter 'n besluit moet neem en daarby staan, anders gaan jy meer en meer stoel.

Ek bely dat ek so maklik soos 'n honger mossie met 'n stuk pap onder 'n wip gevang kan word as jy net "slap tjips" sê; per geleentheid gun ek myself die voorreg om my nog daaraan te vergryp.

Moenie tussen vaste etenstye eet nie

Hieraan het ek al geraak. Vaste etenstye het in die ou dae bestaan en het oorlede ouma jou lewer omtrent lewend uit jou karkas geruk as jy tussen etenstye sou durf waag om iets te verorber. Só was haar geloof.

In my ouerhuis het ons as kinders wel die voorreg

gehad om, as die honger te groot was, 'n sny van Ma se tuisgebakte brood te mag eet. Dit het nie beteken jy kon elke halfuur een gaan haal nie, maar moes jy, as jy dit gekry het, tot etenstyd uithou. Vandag werk dit anders en het die gewoonte om enige tyd enige iets tussenin te eet, die norm geword met die vanselfsprekende gevolge.

Ek verwys weer na die belangrikheid hiervan in die lig van die feit dat mens se maag geprogrammeerd raak om net op bepaalde tye ensieme vir vertering vry te stel. Wanneer jy enige tyd eet, gooi jy hierdie roetine omver en vra die maag meer en gereelder kos. Dit is dus noodsaaklik om so ver moontlik by vasgestelde etenstye te bly en etery op enige ander tyd tot die minimum te beper.

Drank

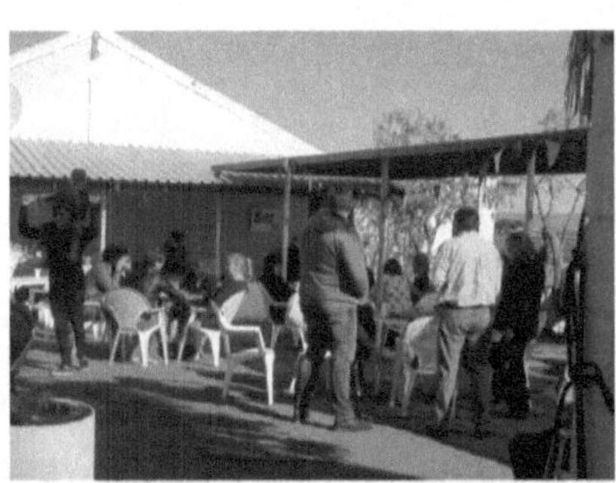

Ontspannig in gesellige luim saam met vriende is genotvol maar let ons op na wat ons drink? (Foto deur Dries de Kock)

Hierdie is 'n sensitiewe onderwerp, veral by die mans

wat graag bier drink. Dis dan ook waar die uitrukking bierpens vandaan kom, synde die langdurige en oormatige gebruik van hierdie voggies. Hoe mens ookal hierna kyk, bier is 'n vetmaker by uitstek, maar so ook omtrent enige ander drank. Wyn bevat soms meer suiker as wat jy besef, veral gefortifiseerde wyne soos sjerries en likeurs.

Kyk na wat jy drink en neem miskien minder daarvan in, ongeag watter soort drank dit is. Dit sluit gaskoeldranke en vrugtesappe in. Gaskoeldrank is deurgaans vol suiker, die hele boel.

As mens net per geleentheid alkohol drink, kan jy dit seker nog regverdig, hoewel dit dalk 'n beter gedagte is om oor te skakel na whisky en water. Vir sommige smaak dit so sleg dat hulle eerder seewater sal drink, maar mettertyd smaak dit nie so sleg nie. Oorlede Gert Buys het dit graag gedrink, maar dan gekla omdat dit so ellendig smaak.

"Driessa," het die ou altyd gesê, "dis eers van die vierde glas af dat mens die goed makliker in jou lyf kan kry." Daarop het die ou vir hom vyf glase whisky met water geskink en hulle in 'n ry weg van hom staangemaak. Dan het hy die vierde glas gevat en uitgedrink, dan die vyfde, dan nommer drie, twee en een.

Op my vraag waarom dan so, het hy doodluiters geantwoord: "Maar ek het jou dan nou net gesê dis eers na die derde glas dat die goed beter begin smaak," en dit dan in sy keelgat af laat verdwyn.

Hier moet elke man maar sy ding bedink, maar dit sou weinig help jy probeer jou eetgewoontes verander terwyl jy elke aand in die kroeg sit waar jy so vyf-plus glase brandewyn en Coke afsluk. Of dalk ses biere. Koeldrankverslaafdes moet ook hier besin. Daar is deesdae baie suikervrye koeldranke wat steeds heerlik smaak.

Natuurlik sal die ideaal wees om 'n bietjie suurlemoensap met warm water gemeng in te neem. Suurlemoensap is eintlik alkalies, word gesê en los vet op, daarom dat dit in skottelgoedopwasmiddels voorkom. Dit doen wondere vir jou binneverwante wat 'n gereelde skoonspoel nodig het na lang tye van verkeerd eet. Aanvanklik smaak dit nie lekker nie, maar mettertyd ontwikkel 'n mens nogal 'n sin daarvoor.

Dieselfde geld vir koffie en tee en die gedagte aan enige drinkding, ook die suurlemoensap en water, sonder 'n soetigheidjie daarin, is amper ondenkbaar. As jy dit egter te moeilik vind om in te kry, is kunsmatige versoeters die oplossing. Maak egter seker van die chemiese samestelling en vermy die produkte wat aspartaam bevat.

Natreen is 'n veilige opsie. Xylitol is 'n ander alternatief en so ook die stevia-plant. Dit is natuurliker en gesonder. Drank, koud of warm, volsterkte of verdun, alkoholies of nie-alkoholies, moet met dieselfde oog beoordeel word as die tipes kos wat ons eet.

Ons weet nie wat 'n porsie is nie

Hierdie is die sinnetjie wat my persoonlik op die pad na 'n nuwe lewe geplaas het.

Gedurende Desember 2016 was ek en die jongste seun, Bijon, besig om inkope vir die aand se braai te doen. Ek was by die vleiskas doenig en hy het ander benodigdhede gaan kry.

Met sy terugkoms het hy na die vleisvoorraad in die mandjie gekyk en gevra: "En wie kom nog na die braai toe?"

"Nee, dis net vir ons klompie," was my antwoord en het die name opgenoem. Ons sou agt wees. "Maar daar is dan omtrent dertig porsies," was sy verweer.

Hy is eg Suid-Afrikaans, maar woon die afgelope klompie jare in Duitsland as fotograaf en filmmaker. Die Duitse eetgewoontes het sterk aan hom begin afgee.

Daar en dan het ek besef ek weet nie hoe lyk 'n porsie vleis per persoon nie. Sondermeer het Bijon wat hy as surplus geag het, teruggepak. Ek was uit die veld geslaan, maar sy woorde het in my kop vasgesteek en ek het besef ek weet wragtig nie hoe lyk 'n porsie nie. Heel duidelik het hý geweet, dit nogal by die Germaanse volk geleer en word dit sekerlik nie net op die grootte van die stuk vleis van toepassing gemaak nie, maar op alles wat hulle eet. Dit het toe sterk begin sin maak waarom hulle omtrent almal skraler as ons is; waarom hulle ons grootoog aankyk wanneer ons meer as eenmaal inskep en hulle onderkake oopval wanneer hulle na ons oorvol bord kos kyk. In hulle oë is die vrag kos in jou bord genoeg vir 'n week en ons verorber dit op een slag. Juis daardie gedagte het my laat teruggaan na die toer wat ons so tien jaar tevore onderneem het waartydens ons eers in Duitsland, Bulgarye en laaste in Griekeland gaan draai het. Ek het foto's daarvan gaan soek en 'n paar gevind. Dis duidelik wat ek bedoel wanneer met hulle porsiegrootte per persoon teenoor wat ons inskep. Ons het die Germane geleer van 'n braaibroodjie en dit het groot byval by Uli en Gundula gevind. Let op na die grootte van hulle borde en hoeveel kos ingeskep is. Een stukkie wors en 'n braaibroodjie lê die ganse bord vol. Hulle borde is kleiner as ons s'n.

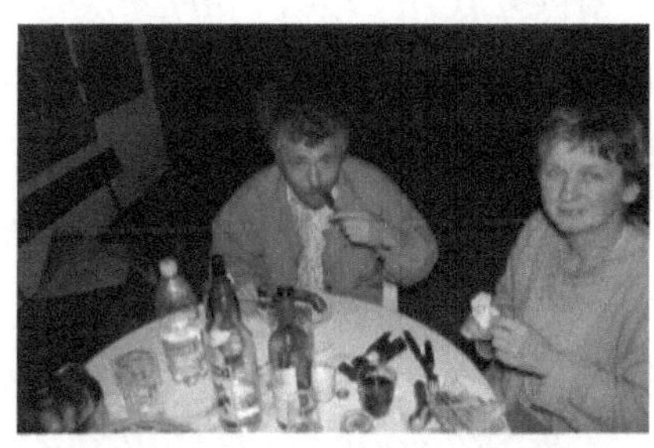

Uli en Gondula aan tafel met elk net 'n braaibroodjie en stukkie wors in hul bord wat dit vol laat lyk. Die rede hiervoor, wil dit blyk, is dat die Germane kleiner borde as ons gebruik, maar dit laat jou voel jy het 'n vol bord kos geëet. (Foto deur Dries de Kock)

Hier sit Klaus, 'n geofisikus, aan tafel. Niemand se bord is

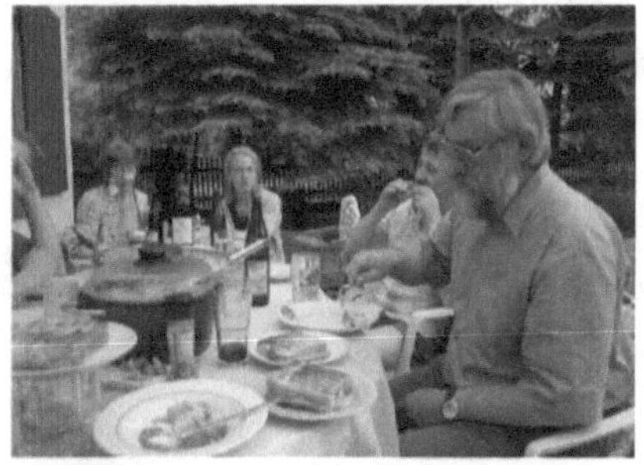

oorlaai nie en hy was die lywigste persoon in die ganse groep. (Foto deur Dries de Kock)

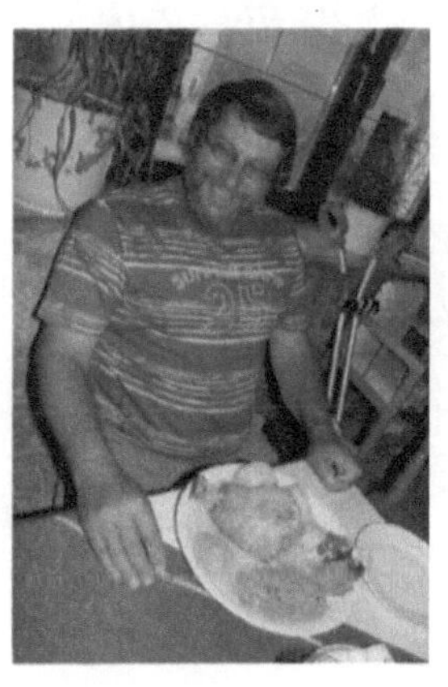

Met 'n grinnik op die gesig soos 'n tevrede kat wat dit so pas reggekry het om sy eerste blik vis self oop te sny, sit die uwe in 'n restaurant waarheen oupa Sigfried ons vir 'n middagmaal uitgeneem het. Die bord is vol, maar dit is van

71

skeppies groente en 'n spatsel sous wat eenkant opgekring lê. Die meeste stysel is die twee aartappels aan die anderkant, verder niks. Natuurlik ontbreek hulle vleis aan sterk ontwikkelde vesel en die pienk eisbein het, vergeleke met die bruingebraaides wat algemeen in ons land te vinde is, nie te aantreklik gelyk nie. Die besigheid was so sag dat die vleis sommer van die been afgeval het toe 'n kar in die straat voor die restaurant verbyry. (Foto deur Bijon de Kock)

Oupa Siegfried is ook 'n groot vleiseter en het 'n lekker frikkadel, toegedraai in 'n koolblaar, verkies. Hy het bietjie meer aartappel gekry, maar let op die grootte van die ander porsies groente in sy bord. Hy is 76 jaar (foto) en sit nie in 'n gemakstoel

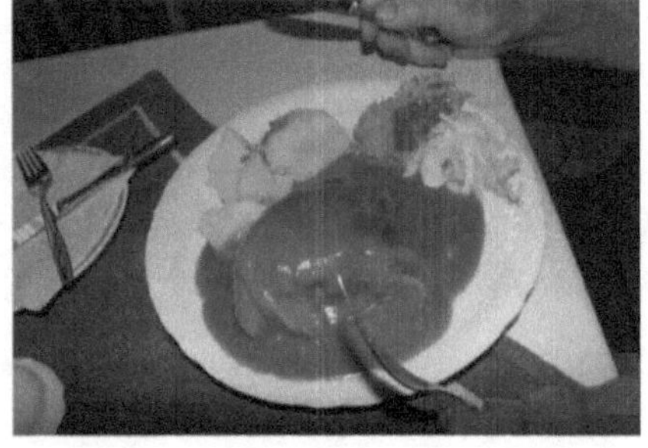

voor die TV nie, maar werk dat dit bars. Dis nie straf nie, dis oefening. Sy huis sit bokant die Steinbachvallei en om daar te kom, beteken voetslaan. Sy motor staan in die garage en hy stap meer as een maal per dag teen die

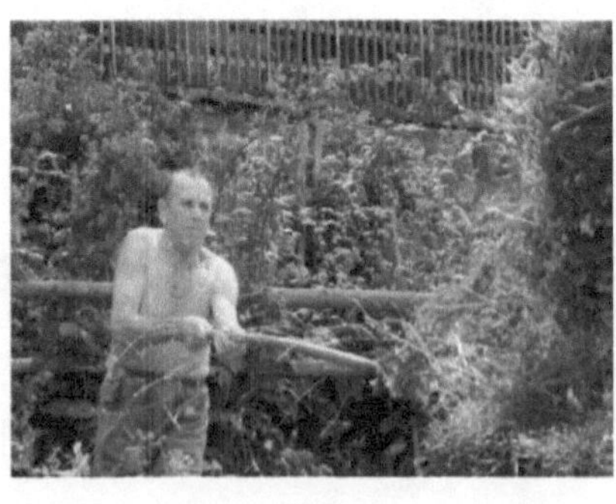

steilte op en af. Is dit vreemd dat hy nog so goed lyk en aktief op die ouderdom is? Hy het vir homself 'n berghut gebou, is steeds 'n professionele jagter en boer met forel in damme wat hy self gebou het. (Foto's deur Bijon de Kock)

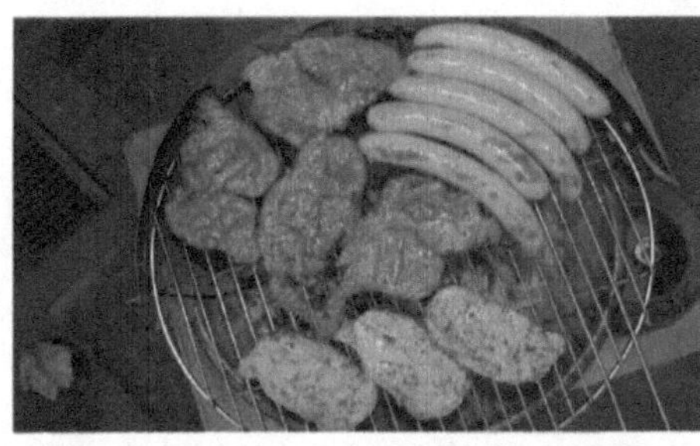

Hierdie was die ganse vleisvoorraad vir agt volwassenes en twee kinders. Elke wors is in twee gesny en so ook die vleis. In sonnige Suid-Afrika is dit omtrent net genoeg vir twee persone.

Hier spook Bijon om die weggooibraai aan die gang te kry waarop die totale middagete in die woud by Schloss Lichtenwalde vir vyf volwassenes en 'n kleuter gaargemaak was. (Foto deur Dries de Kock)

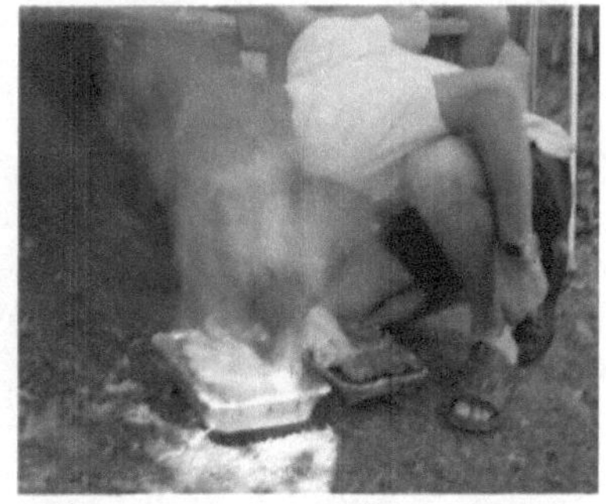

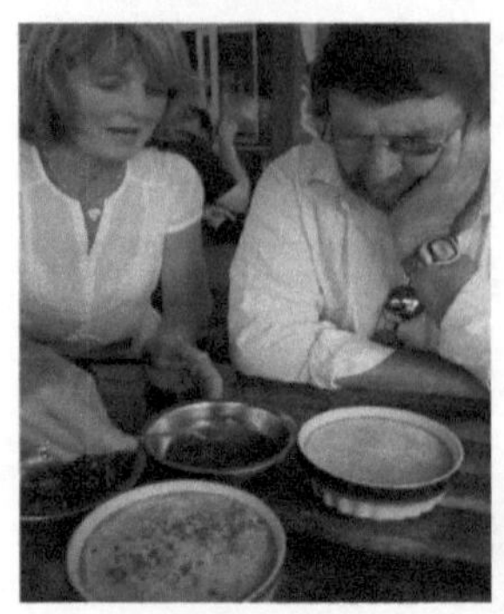

Só lyk 'n bekommerde man die dag toe ons buite Sofia 'n tipies Bulgaarse gereg gaan nuttig het: stukkies skaappens in warm melk wat nog erg na skaappensinhoud ruik. Daarby kom rou knoffel, kruie en speserye. Bijon moes toilet toe hardloop weens die reuk daarvan en kon dit nie inkry nie. Die uwe het wel, maar dit het inderdaad 'n poging en 'n half geverg. Saam met 'n sny brood was dit die volle middagmaal. Hul sopbakke is heelwat kleiner as ons s 'n. Marina het desperaat probeer om my te oortuig dat dit wel eetbaar was. (Foto deur Bijon de Kock)

Die uwe met sy glas 'goba' in die hand, die ene konsentrasie om nie te mors nie. (Foto deur Bijon de Kock)
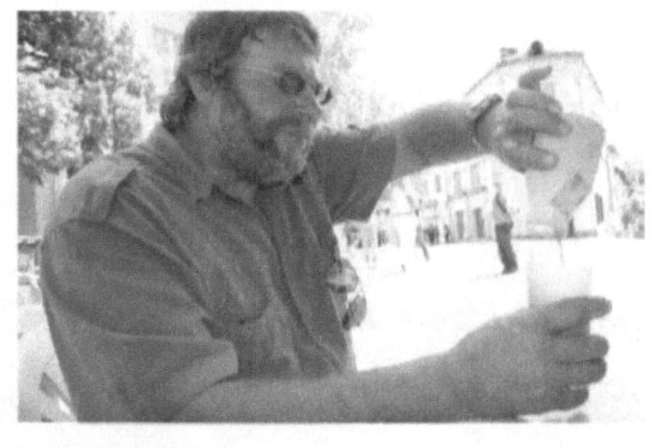
By die Bulgarski's is 'goba' 'n baie gesogte drankie. Dis amper soos sjokolade-magou (vir die wat nog weet wat magou is) en ek is een voorgesit. Let op die grootte van die houer in my hand wat seker maar 250 ml hou, maar ook op die

grootte van die glas. Daardie 250ml maak die glas omtrent vol terwyl 'n koeldrankglas in ons eie land gewoonlik heelwat meer bevat. Waarom moet ons alles in oorgrote groottes hê? Is dit deel van ons tradisie?

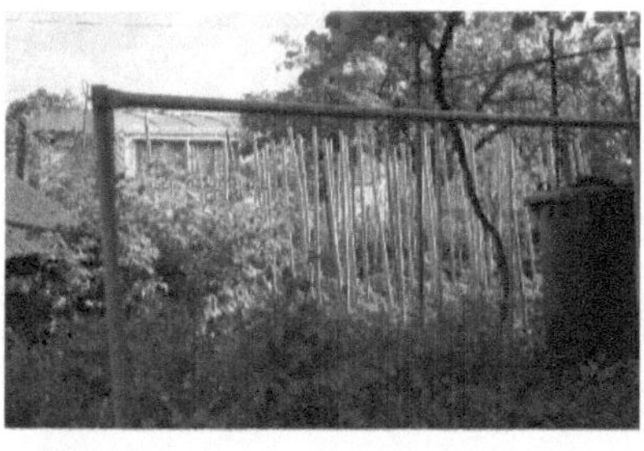

Ons was tuis by oupa Methodi Miladinov. Sy agterplaas was beplant met groente waaronder bone (daarom die regop stokke), tamaties, aartappels, soetrissies en verskeie ander. Hy doen al sy tuinwerk self. Hy is intussen oorlede op ouderdom 103 jaar. (Foto deur Dries de Kock)

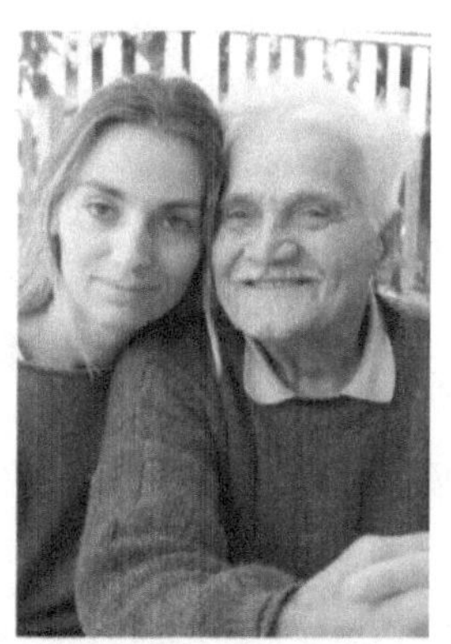

Kyk net hoe goed lyk hierdie oubaas op 92-jarige ouderdom! Hy lees sy koerant sonder bril. Hy kap nog self die hout waarmee hy sy donkie vir warm water stook om te stort. Hoe vergelyk sy voorkoms en gesondheidstoestand met die van 'n Suid-Afrikaner van gelyke ouderdom? Maar hy eet gesond. Kyk na die glans in sy oë. Hier is hy saam met sy kleindogter, Nadja Miladinov.

(Foto deur Dries de Kock)

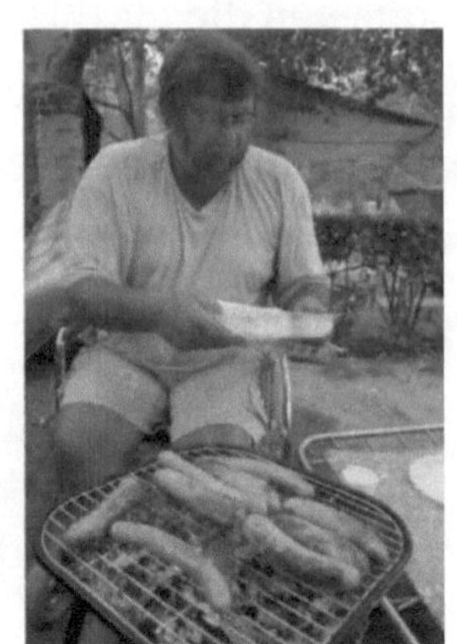

Hier sit die agbare uwe buite Tessaloniki, Griekeland, in 'n kamppeerterrein met 'n gebreekte enkel in die rolstoel en braai vir ses volwassenes. Daar is net nege stukkies wors op die rooster. Die braairooster is so klein dat die wors dit omtrent vol lê. Slaai het die ete afgerond. (Foto deur Bijon de Kock)

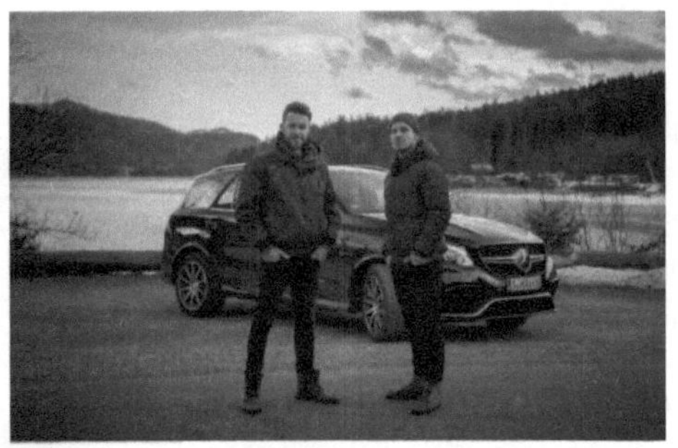

Bijon links en kollega Gert Büttner afgeneem op pad na die motorskou in Zurich. Reg eet kan jou figuur só laat lyk.
(Foto deur Bijon de Kock)

Ouens, moet nou nie in diepe depressie versink by aanskoue van die voorgaande nie. Dit behoort jou nie na 'n mislukking te laat voel en jou weer die koekies, lekkergoed, melksjokolade en ander troos nader te sleep

76

nie. Hierdie behoort as motivering te dien, want as hulle
kan, waarom nie ook ek en jy nie? Wat maak hulle
anders as ons? Dis nie die einde van die wêreld nie. Dis
die begin van 'n pad na 'n nuwe, beter en gesonder jy.
Moenie nou al moed opgee nie. Dit gaan wel iets van jou
verg: 'n besluit, 'n kopswaai en wilskrag. Glo my, dis nie
moeilik nie. Dis net vasbyt vir 'n klein rukkie en jy sal
verstom staan hoedat jy verander. Ek verduidelik later.
Jy sien, ek het al 'n verskeidenheid diëte en ander
maniere van verslanking probeer maar nie een het
gewerk nie. Banting van Prof Tim Noakes het die beste
resultate gelewer, maar mens moet heelwat aanvullings,
veral multi-vitamines, neem, aldus my opinie, sodat jy
seker kan wees jou liggaam kry alles in wat hy moet hê
vir gesonde funksionering. Mens wil juis nie 'n onnodige
finansiële uitgawe aan jou reg-eet koppel nie, eerder
daardeur spaar. Ek kom terug hiernatoe.

Hoofstuk 5

<u>Waarom diëte nie werk nie</u>

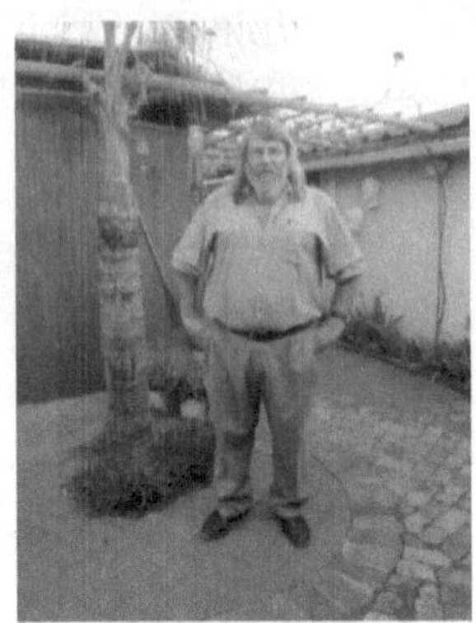 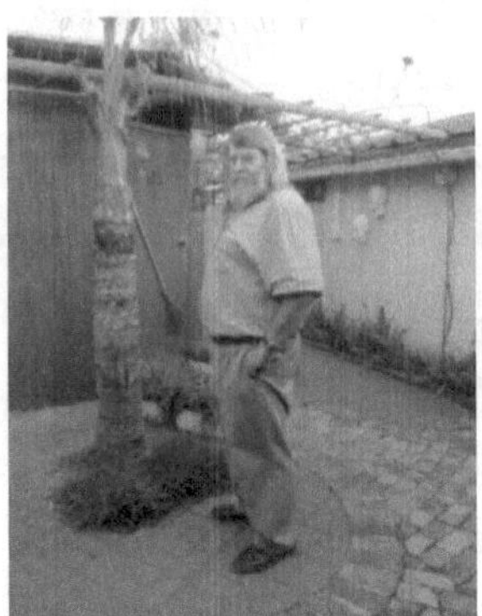

Op 1 Junie 2017 staan die skaal op 108 kg en is ek reeds 14 kg vet kwyt. (Fotos deur Gusta de Kock)

Jy stel sekerlik nie meer in die woord dieet belang nie, want jy het al 'n verskeidenheid daarvan probeer met dieselfde resultaat: *Dit het nie gewerk nie.*

In menige geval eindig mens na 'n dieetpoging eerder met 'n gewigstoename dan afname. Waarom werk dit dan nie?

Persepsie van diëte

In 'n neutedop word diëte as straf, ontbering en 'n tyd van gebrekkige voedselinname gesien. Broer, jy word tot die minimum beperk. Dis 'n wortel vir ontbyt, 'n miniatuur-ryskoekie vir middagete en 'n halwe spinasieblaar vir aandete. Jy wil by aanhoor hiervan reeds wegvlug. Die blote gedagte daaraan dompel mens in swaarmoedigheid en jy oorweeg om eerder aan die drink te gaan.

Hierdie persepsie laat 'n mens met 'n negatiewe houding teenoor diëte. Waarom sal jy dan hiermee volhou as dit die geval is? 'n mens behoort mos gemotiveerd te wees. Dit is noodsaaklik dat jou kop en jou lyf saam moet werk. Jy moet wíl, vasberade en gemotiveerd; uitsien daarna om dit aan te pak.

Daarom is dit noodsaaklik dat die kop saam met jou lyf moet gaan. Jy moet wíl, jy moet gemotiveerd en vasberade voel. Jy moet uitsien daarna om dit aan te pak.

Met diëte ondervind ons die teenoorgestelde. Ons sien en ervaar dit as 'n straf, as 'n gedwonge weerhouding van voedsel, juis dit waaraan ons verslaaf is en die rede waarom ons lyk soos ons lyk.

Diëte is duur

Hierby kom die koste-aspek. Mens word hoofsaaklik tot
sekere eetgoed of voedselsoorte beperk wat vir jou
voorgeskryf word. Dit pluk in die verbeelding reeds 'n
hap uit jou beursie en dra sodoende by tot groter
negatiewe gevoelens teenoor diëte. Hoe gemotiveerd is
jy nou reeds? Ons benodig 'n heel ander, vars
benadering. Ons wil addisionele uitgawes beperk.

Subjektiewe vrees vir mislukking

Hierdie is baie waar en nou gekoppel aan diëte. Jy is
bang vir mislukking, waarskynlik omdat jy reeds in die
verlede daarmee geflop het. Diëte duur gewoonlik net 'n
bepaalde tyd waartydens jy verplig word om die
voorgeskrewe resultate te behaal, anders is die geld in
die water gegooi. Misluk jy dus net een dag, voel jy so
skuldig soos iemand wat 'n sukkelende ou tannie met die
motor omry.

Baie gooi dus die handdoek in, want die blote
gedagte aan 'n moontlike flop laat hulle besluit om die
poging glad nie aan te pak nie. Soveel vir 'n wilsbesluit
en gemotiveerd wees.

Laat ons by die werklike rede, die grondoorsaak,
kom waarom diëte eintlik nie werk nie. Oordink die
volgende stelling: *'n Dieet is net 'n gedissiplineerde
eetpatroon vir 'n beperkte tyd en daarna val jy weer*

terug na die ou ongedissiplineerde eetgewoontes.

Dit verklaar alles in een sin. "Its so obvious, you missed it," soos suster Annette dikwels sê. Myns insiens is dit die werklike en grootste rede waarom diëte nie werk nie. Dis 'n tydelike gedissiplineerde eetprogram. Die klem val op die woord tydelik. Dis hoekom jy gewig sal verloor so lank jy dit toepas. Diëte beperk jou voedselinname en probeer jou by die kossoorte en hoeveelhede hou wat die minste tot gewigstoename lei.

Sou jy permanent daarby bly, sal jy vir seker aanhou gewig verloor, dis nie te betwyfel nie. Sodra die dieettydperk verby is, hou jy steeds by die gedissiplineerde eetprogram, of val jy weer blitsvinnig terug na jou ou leefstyl? En jou oue is niks anders as 'n ongedissiplineerde eetprogram nie. Dis waarom jy lyk soos jy lyk. Jy eet wanneer, soveel en wat jy wil. Dis presies die teenoorgestelde van die dieet.

So lank as wat mens by die dieet bly, behoort dit te werk, maar die gedagte om dit permanent te doen, is vreesaanjaend. Om vir altyd op 'n dieet te wees beteken 'n lewenslange vonnis en nie net vir 'n tydperk nie. Ons is sommer dadelik op die verdediging en aanval gelyktydig.

<u>Diëte is net tydelik</u>

Dis 'n vaste persepsie by ons en jy sal vorentoe sien

81

waarom ek hierdie aspek so benadruk. Diëte is tydelik –
dis nie 'n leefstyl nie.

In ons koppe bestaan die gedagte ook nie dat dit 'n
permanente eetgewoonte moet of kan wees nie, want die
woord dieet beteken by implikasie tydelik. En dis waar.
Die gevolg van dieet is dat dit nie jou leefstyl en
eetgewoontes permanent verander nie, maar dit net
tydelik onderbreek voordat jy weer op die ou weg
terugval.

Ons sal van die persepsie van tydelik, ontslae moet
raak. Om dit net vir 'n ruk lank te doen, gaan nie jou
lewenstyl en eetgewoontes permanent verander nie, en
dis juis waarheen ons moet beweeg.

Die enigste voordeel van diëte is dat dit jou bewus
maak van die grootte van die porsies wat jy eet.

By feitlik alle diëte word mates en gewigte
aangegee. Juis dit is vir ons die struikelblok, die straf,
want kyk na die krieseltjie kos waarop jy moet oorleef.
En sodra die dieet verby is, groei die porsies wat jy
inskep weer. Blitsvinnig haal jy die agterstand in
rekordtyd in. Dit verklaar grootliks waarom jy groter
word ná die dieet as daarvoor.

<u>Een dag of maaltyd se mislukking kan jou ontmoedig</u>
Hierdie is die rede waarom mense so maklik tou opgooi.
Jy swig voor net een sjokolade en daar gaan die hele wa
van die pad af, lê jy bek in die grond. Jou dieet is nou in
82

'n wrak. Jy dink aan die koste betrokke, die geld wat jy gemors het. Die skuldgevoel van mislukking waarmee jy sit, is genoeg rede om jouself met kos te troos. Om hierdie toedrag van sake te vermy, sal ons 'n ander benadering moet vind en dit is moontlik, glo my.

Hoofstuk 6

Hoe stel ek dit reg?

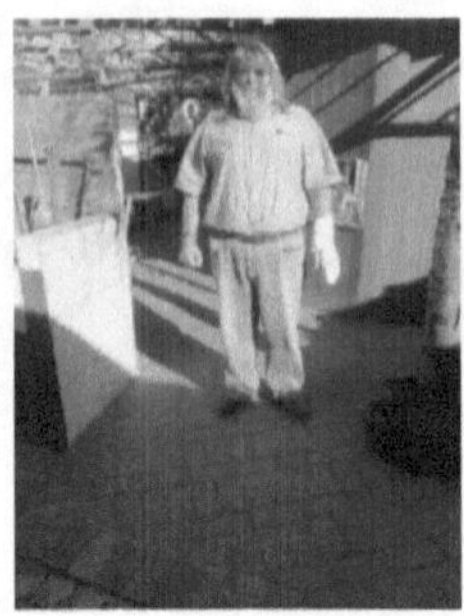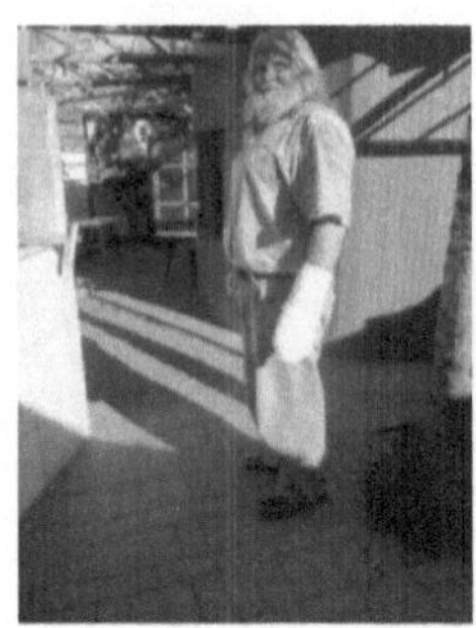

Op 1 Julie 2017 het die skaalnaald op 105 kg gestaan. (Fotos deur Gusta de Kock)

Hoe vermy of stel mens al hierdie onsekerhede en potensiële slaggate wat ons tot hiertoe genoem het, reg? Hoe voorkom jy dit en is daar 'n ander- of 'n ompad?

Die kop moet geswaai word.

Dit verg nuwe denke en besluitneming.

Hierdie is die kardinale wegspringpunt. Alles begin in die kop. Jy moet jou denke verander. Dit klink vreeslik gekompliseerd, maar jy sal sien dis nie so ingewikkeld nie. Dit maak net sin dat jy moet sit en dink oor die volgende punte:

- *Is dit gesond om aan te gaan soos ek aangaan?*

- *Verbeter dit my gewig?*
- *Is ek aanvaarbaar vir myself wanneer ek na myself kyk?*
- *Lewe ek aktief en het ek 'n opgeruimde en normale sosiale lewe?*
- *Hoe hanteer ek emosionele situasies?*
- *Gaan soek ek enige tyd kos of, iets te eet?*
- *Los dit my probleem op of vererger dit die probleem?*
- *Wat gaan ek bereik indien ek op hierdie pad voortgaan?*
- *Hoe affekteer dit my gesin en hulle gesondheid?*
- *Stel ek vir hulle 'n goeie voorbeeld?*
- *Wat leer ek my kinders ten opsigte van goeie eetgewoontes en gesonde voedsel?*
- *Hoe lyk ons of my kruidenierslys?*
- *Kan ek dit verbeter?*
- *Wat doen ek aan my skelet en organe?*
- *Wat dink mense van my?*
- *Wat dink ek van myself?*
- *Hoe lyk my selfbeeld?*

Daar is veel meer vrae om jouself te vra. Dit is noodsaaklik om eerlik te antwoord, want dit beïnvloed die volgende:

Jou wil

Sonder 'n wilsbesluit hoef jy nie eens 'n poging aan te
wend nie. Die wil om te verander ten opsigte van
eetgewoontes, die hoeveelhede en wat jy eet, gaan nie
vanself posvat nie. Jy en net jy moet die besluit neem om
te wíl. Dit bepaal die mate van vasberadenheid waarmee
jy jou bestaande verkeerde eetgewoontes en lewenstyl
permanent wil verander, agterlaat en nuwes
implementeer.

Dis 'n langtermynbesluit

Dit gaan jou niks baat om nuwe eetgewoontes vir net 'n
maand toe te pas nie, want dan is jy terug by 'n dieet. Jy
kan dan net sowel sê: "Ek was vir 'n maand op 'n dieet."
In wese is dit presies wat jy gedoen het – net vir 'n
maand gedissiplineerd geëet. Jy het 'n tydelike
verandering, net 'n onderbreking, in jou eetgewoonte en
lewenstyl toegepas en noudat dit verby is, wat nou?
Terug na die oue? Waarom het jy dit dan hoegenaamd
vir 'n maand onderbreek? Dan kon jy mos maar net
sowel by die ou leefstyl en eetgewoontes gebly het.

Sien, vriende, dit gaan nie oor 'n tydelike
verandering nie, maar 'n permanente. Dit moet jou
langtermynbesluit wees en niks anders nie. Dit verg 'n
nuwe denkpatroon. Jy moet 'n visie hê. Dit wat jy besluit,
moet bereikbaar wees en dit is.

Die ou leefstyl en eetgewoontes moet verander

Hierdie is uiters belangrik om te besef. Blaai terug na waar ons die aanvanklike neerlegging van eetgewoontes, -tye en hoeveelhede voedsel bespreek het in hoofstuk 1. Dit het as baba begin, oorgegaan in die kleuterstadium en toe verder. Wat is jou ouderdom, twintig, dertig, vyftig jaar? Dus maak dit sin dat hierdie leefstyl en eetgewoontes oor jare en dekades kom en is dit vanselfsprekend dat jy dit nie kan verander met 'n dieet wat vir 'n maand of twee duur nie; daarom val jy net weer ná die dieet daarop terug.

Wat jy hier moet konfronteer, is die feit dat die ou leefstyl en eetgewoontes permanent verander moet word. Dis die pilaar waarop jou nuwe lewe en die nuwe 'jy' gaan berus. Jy sal die ou eetgewoontes en leefstyl moet kanselleer. Jy sal ander in die plek van die oues moet stel omdat jy nie 'n vakuum kan laat nie. Indien jy nie 'n langtermyn wilsbesluit neem wat nuwe eet- en leefstylgewoontes identifiseer nie, sal jou poging tot 'n gesonder en veranderde 'jy' net 'n illusie bly.

Mens moet besef dat die verandering van eetgewoontes die opbreek van diepvasgelegde patrone behels, 'n nuwe leefwyse; daarom dat jy dit deeglik moet bedink, dit is 'n totale kopswaai. Jy moet as't ware 'n nuwe eet- en lewenspatroon vir jouself visualiseer wat jy vir die res van jou lewe gaan volg. Gaan dit maklik

wees? Lo and behold, dis nie die berg Everest wat jy
kaalvoet moet uitklim nie. Dis makliker as wat jy gedink
het en dit bring ons by die aksieplan.

Die aksieplan

Die aksieplan behels die gevolgende:
- *Dit moet realisties wees.*
- *Dit moet langtermyn wees.*
- *Dit moet uitvoerbaar wees.*
- *Dit moet bereikbaar wees.*
- *Dit moet motiverend wees,*
- *Dit moet voorsiening maak vir voortsetting na 'n terugslag.*
- *Dit moet bewys dit kan werk, indien nie, is dit 'n tydmors.*

Maar dit sal suksesvol wees. Ek praat uit
ondervinding.

Die onbekende faktor is: *'Sal ek dit kan deurvoer?'* Dan
dink mens onwillekeurig aan alle diëte waarmee jy
gefaal het. Wees rustig, hierdie is geen dieet nie en jy
hoef nie te stres nie.

Ja, jy kán jou besluit en aksieplan deurvoer. Jy sal
vorentoe meer hieroor lees. Die belangrikste is om op 'n
begindatum te besluit. Ek het myself 'n maand gegun om
daagliks oor my keuse te dink en na alle kante toe

beredeneer. Jy moet jouself as't ware sielkundig voorberei.

Trouens, die dag voor ek begin het, 1 Februarie 2017, het ek na die naaste Wimpy gestap en 'n dubbel ontbyt gaan eet as afskeid aan die ou lewe en eetgewoonte. Dit was my afsnypunt. Die volgende dag het ek 'n nuwe lewe met nuwe waardes, nuwe eetgewoontes en 'n nuwe persepsie van die hoeveelheid kos wat ek eet sowel as wat en wanneer, begin en ek kan nouliks sien hoe ek dit ooit weer sal verander.

Dis nou drie jaar later en is ek steeds vasberade om nóóit weer my leefstyl en eetgewoontes te verander nie. Mens moet egter realisties wees, derhalwe die volgende belangrike punte:

Alles gaan nie oornag regkom nie

Moenie verwagtinge oor 'n drastiese verandering, veral oor die korttermyn, koester nie. Ek noem dit spesifiek omdat ons liggame verskillend reageer op die implementering van nuwe eetgewoontes. Ek wil ook nie verwagtinge skep wat as vaste reël vir elkeen moet of sal, geld nie. Dis ongelukkig die persepsie wat die duisende diëte wat ons probeer het skep, maar ignoreer dit, want hier gaan jy niks met 'n dieet te doen kry nie. Kry die prentjie duidelik. Jy mag stadiger gewig verloor as ek, of dalk nog vinniger. Dis klaar 'n onrealistiese en onbereikbare verwagting as jy sou reken dat ons liggame presies dieselfde sal reageer.

Ek het in die eerste maand 'n verstommende 7 kg verloor, maar dit beteken nie dat dit ook met jou so sal wees nie. Dat daar wel veranderinge sal wees, is seker. Moenie handdoek ingooi as jy nie 7 kg in die eerste maand verloor nie en moenie in sak en as gaan sit nie. Onthou dat geen tydsfaktor aan hierdie leefstyl gekoppel is nie. Ek verwys na die begrip 'verwagting'; dit moenie die faktor wees wat bepaal of jy jou leefstyl gaan verander nie. Dit is eerder die wilsbesluit wat jy geneem het.

Die verwagting waarmee jy tans sit, het jy self geskep met onsuksesvolle diëte, synde dat dit blitsig oor 'n baie kort tydperk gaan werk, dat jy X aantal kilogram in X aantal dae gaan verloor. Jy het jou hart daarop gesit en verwag dat die geadverteerde resultate sou realiseer wat toe nie so gebeur het nie; in plaas dat jy gewig verloor het, het jy moed verloor.

Hierdie is nie 'n dieet nie, dis 'n permanente verandering van leefstyl en eetgewoontes wat jy oor 'n tyd gaan ingestel. Geen tydfaktor word hieraan gekoppel nie omdat dit vir die res van jou lewe gaan geld en nie vir 'n maand of ses weke nie. Die feit neem reeds alle spanning van mislukking van jou af weg en stel jou gesindheid positief teenoor die nuwe leefstyl; baie meer aanvaarbaar. Ek herhaal: jy pak nie 'n dieet aan nie, jy verander jou leefstyl en eetgewoontes permanent.

Namate jy die nuwe eetgewoontes en leefstyl toepas, gaan die verandering in jou postuur en gewig sonder twyfel deur ander waargeneem word en 'n tipiese vraag wat sal volg is: *'Op watter dieet is jy?'* Hierdie woorde is 'n geweldige motivering. Dit beteken wat jy doen, werk regtig. Dit laat mens sterker en meer vasberade voel om aan te hou en aan te hou en nooit weer daarmee op te hou nie. Wanneer mens dan hierop antwoord: *'Ek is op geen dieet nie.'* val meeste se onderkaak oop; asof dit onmoontlik is om gewig te verloor sonder om te dieet.

Dit is presies wat dit is. Jy het nie gelieg nie. Jy dieet nie. Jy het jou leefstyl en eetgewoontes verander. So eenvoudig is dit. Geen stres, geen gevoelens van mislukking, geen voorgeskrewe tydperk of preperate of bepaalde kosse in mini-formaat nie. Dis 'n hele nuwe dimensie, 'n nuwe lewe.

Dis nie 'n straf nie

Wat jy gaan doen, is geen straf nie, maar 'n goeddeurdagte besluit. Jy is nie aan 'n ander se voorgeskrewe reëls of spertyd gebonde nie en dit laat 'n vry gevoel deur mens vloei. Jy is niks aan enigiemand verskuldig nie behalwe aan jouself.

Dis waar jou eerlikheid en deursettingsvermoë

getoets gaan word en moet jy bly by wat jy besluit het.
Sou jy egter van jou besluit en afwyk of daaraan buig
sodat jy nie stiptelik uitvoer wat jy beplan het nie, is daar
geen rede om skuldig of 'n mislukking te voel nie. Jy
gaan bloot weer voort.

Sulke afwykings moet egter die uitsondering wees,
anders verbreek jy later jou besluite só dikwels dat dit
teenproduktief is.

Dis nie 'n opsie nie, dis wat jou gebring het waar jy
tans is: oorgewig en ongesond en die doel is juis om
hierdie te verander. Daar is egter sielkundig minder druk
op jou wanneer jy bewus is dat 'n oortreding nie die
einde van die wêreld is nie. Omdat daar nie 'n
neergelegde tydsduur aan jou nuwe eetgewoontes en
leefstyl is nie, maak dit die lewe net soveel makliker; jy
is nie in kroniese kompetisie met die skaal nie.

Dis baie belangrik dat die skaal nie moet wys dat jy
swaarder raak nie, al sou jy soos ek vir twee of selfs drie
weke op dieselfde gewig bly staan; dit vanweë 'n braai
en 'n vis en tjips-uiteet. Dit is nie die einde van jou
poging nie, ek het my afwyking eerder as 'n aansporing
gesien en nie 'n mislukking nie. Die daaropvolgende
week was ek net 'n effens strenger met myself en weer 'n
kilogram af.

Is ek regtig oorgewig?

Ons het nou verskeie aspekte bespreek en het dit tyd geword om na die volgende stap oor te gaan. Dit is belangrik om jouself te vra: *Is ek regtig oorgewig?* In sommige gevalle is dit ooglopend en wanneer jy in die spieël kyk, hoef jy nie te wonder nie. Tóg is daar mense wat in ontkenning is.

- *Ek is maar so mollig.*
- *Ek lyk maar net oorgewig, ek is nie regtig nie.*
- *10 kg te veel is nie regtig oorgewig nie.*
- *Ek is maar net grof gebou.*
- *My hele familie lyk maar so.*

Nee, vriende, kom ons los die verskonings. Hier is eerlikheid teenoor jouself en 'n wil om te verander nodig. Indien jy van bostaande verskonings begin aanvoer, flikker daar 'n rooi lig: *jy is nie gereed om 'n besluit te neem nie en het nog minder die wil om dit deur te voer en jou lewensstyl te verander.* Trouens, jy is eintlik besig om verskoning te soek om te bly soos jy is. Voel vry en maak so. Jy en niemand anders, is die een wat die verandering moet maak en as jy nie wil nie, doe zo voort.

As jy wil weet of jy oorgewig is en werklik twyfel, vra 'n paar verskillende mense se eerlike opinie sonder om verskonings aan te bied en besin dan. Knoppe, walle

en bulte op jou lyf wat oormatige liggaamsmassa aandui,
is gewoonlik vet en vet is vet, al noem jy dit ook wat,
kan jy vet nie 'n ander naam gee nie, dit bly vet.

Laat ek dadelik sê dat daar sekerlik uitsonderings is,
net soos diegene wat erg skraal gebou is. Hulle mag vind
dat hulle eerder ondergewig as oorgewig is wanneer
hulle hul lengte met die gewig per tabel hieronder
vergelyk. In 'n sekere sin kan mens vir hulle sê:
'Geseënd is julle onder die aardbewoners' en as hulle nie
ondervoed is nie en in alle opsigte gesond is, het hulle
rede om te juig.

Die tabel sal jou 'n duidelike aanduiding gee of jy
oorgewig is, aldan nie. Daar is nie 'n presiese gewig vir
jou lengte nie en jy word 'n paar kilogram speling
rondom die ideale voorgestelde gewig gebied. Indien jou
gewig egter bó die aangegewe syfer is, is dit raadsaam
om eers 'n bloedtoets te laat doen sodat die hoeveelheid
triglycerides in jou bloed bepaal kan word. Dit is die
hoofkomponent van vetselle. Indien hierdie telling bo
150 miligram per desiliter is, is dit allernoodsaaklik dat
jy jou suiker- en styselinname drasties moet verminder.
Hoofbronne is koeldrank, tee en koffie met suiker,
vrugtesappe sowel as lekkergoed, koek, koekies,
roomys, sjokolade en soortgelyke eetgoed.

Om stysel uit te skakel klink na 'n onmoontlike saak
en vele mense het 'n swakheid vir brood, pasta en rys,
aartappels, slap tjips (count me in), soet groente en

ander. Omtrent alles wat meel as basis het val in hierdie kategorie. Wanneer jy aan die banting-eetwyse dink soos deur prof. Tim Noakes voorgestel, sal jy oplet dat dit is waar om sy eetprogram draai: die uitskakeling van suiker en stysel. Volg mens dit stiptelik na, beveel ek persoonlik aan dat jy aanvullende multi-vitamines moet gebruik en om ten minste een keer per week 'n porsie stysel in te neem.

Daar is deesdae gesondheidswinkels om elke hoek en draai wat verskeie produkte as alternatiewes vir stysel aanbied soos speltbrode, maar dit kos omtrent 'n boud en 'n blad. Dit gaan hier om 'n permanente verandering in jou leefstyl en eetgewoontes en dit is nie nodig dat jy hierdie hoef te eet nie. Dit gaan meer oor die hoeveelheid wat jy op jou bord laai.

Indien jou *triglyceride*-telling hoër as die genoemde syfer is en jy steeds voortgaan met die hoë inname van suiker en stysel, loop jy die risiko om kapilêr-verbandhoudende skade op te doen. Kapilêre are is die uiters dun, fyn aartjies wat tussen en in jou liggaamsweefsel voorkom. Sulke verbandhoudende toestande sluit onder meer in:

- *Neuropatie* is skade aan jou senustelsel. Aanduidings daarvan word gewoonlik eerste in en aan jou voete ervaar en sigbaar. Voete wat jeuk en speldeprik-sensasie kan voorkom.

  Simptome kan by die hande en voete voorkom. Dit

mag egter ook, wanneer die outonome senuwees aangetas word, jou harttempo, maag en blaas beïnvloed en presenteer in jou bloeddruk terwyl oormatige sweet dit ook kan verklap.

- *Diabetes Tipe 2* is 'n toestand wat uiteindelik kan lei tot die ineenstorting van organe en die staking van hul funksies. Gesels gerus met iemand wat hieraan ly en vergewis jouself oor wat dit behels. Suiker dra 'n absolute verbod by hierdie toestand Lees meer daaroor op die internet. Jy wil nie daar beland nie, maar as jy nie 'n dringende aanpassing maak indien jou *glyceride*-telling hoog is nie, is dit na alle waarskynlikheid jou voorland.

- *Retinale degredasie* tas jou oë jou sig aan. 'n Volgehoue ongesonde eetpatroon kan uieindelik lei tot die vorming van katarakke.

- Hieronder dan die tabelle vir man en vrouens waarin lengte met voorgestelde ideale gewig aangedui word

MANS:

Lengte (cm)	**Voorgestelde gewig (kg)**
157.5	58 (+/- 5)
160	60 (+/- 5)
162.5	62 (+/- 6)
165	63 (+/- 6)
167.5	64 (5 +/- 6)
170	66 (+/- 7)
172.5	67 (+/- 7)
175.5	69 (+/- 7)
178	71 (+/- 8)
180.	73 (+/- 8)
183	74.5 (+/- 9)
185.	76 (+/- 9)
188	78 (+/- 10)
190.5	81 (+/- 10)
193	83.5 (+/- 11)

<u>**DAMES:**</u>

<u>Lengte (cm)</u>	<u>Voorgestelde gewig (kg)</u>
147.5	48 (+/- 6.5)
150	49 (+/- 6.5)
152.5	50.5 (+/- 6.5)
155	52 (+/- 6.5)
157.5	53.5 (+/- 6.5)
160	55 (+/- 6.5)
162.5	56.5 (+/- 6.5)
165	58 (+/- 6.5)
167.5	60 (+/- 7)
170	62 (+/- 7)
172.5	63.5 (+/- 7)
175.5	65 (+/- 7)
178	67 (+/- 7)
180.5	69 (+/- 7)
183 7	71 (+/- 7)

(Bronnelys 1)

Hoe nou verder?

Noudat jy bepaal het of jy oorgewig is aldan nie, is die vraag: *Hoe nou verder?* Ons moet nou na die implementering van die plan van aksie kyk – die wilsbesluit, die verandering van wát, hoeveel en hoe gereeld geëet word,.

Moenie ontmoedig word indien die gewigsverskil tussen wat die skaal en die tabel sê, groot is nie. Sien dit eerder as 'n aansporing tot bereikbaarheid, want dit is soos op die tabel aangedui, wat jou ideale gewig behoort te wees. Hierdie is 'n langtermynproses en nie 'n dieet waar jy probeer om tien kilo's in 'n week te verloor nie. Dit gaan oor maande en selfs jare strek, want dit gaan jou *nuwe leefstyl en eetgewoonte* word. Die oue is nou verby.

Wat sal mens klassifiseer as baie oorgewig en wat nie? Weet jy, dit maak eintlik geen verskil nie en 'baie' is 'n relatiewe begrip. Vir een is 10 kg baie en vir 'n ander 50 kg. Ekself het op 'n stadium 135 kg geweeg, 122 kg toe ek hieraan begin skryf het en ek wil rondom 82-85 kg uitkom. Ek was dus aanvanklik ongeveer 50 kg oorgewig. Dit is wat my betref, flippen blêrrie baie. Ek het op 1 Februarie 2017 begin en het op 1 Julie 2017 (vyf maande later) 105 kg geweeg. Dit is reeds 17 kg verskil.

Dit maak nie saak hoe lank dit neem om by my regte

gewig uit te kom nie. Wat ek weet, is dat die metode werk. As ek na my inskrywings kyk wat ek bygehou het deur elke Woensdagoggend te weeg en die gewig aan te teken, het ek het aanvanklik sowat 'n kilogram per week verloor wat later na sowat 'n kilogram elke twee weke verander het.

Ek het geen datum gestel waarmee ek myself onder druk plaas nie. Wat belangrik is, is om weekliks te sien dat my gewig nie toeneem nie al sou ek vir twee of drie weke op dieselfde syfer bly staan. Op die einde sak dit wel weens een onveranderlike feit – ek verander nie my nuwe eetgewoontes nie.

Jou liggaam het in wese geen keuse nie want dit kry minder per dag in as wat hy nodig het en is derhalwe verplig om reserwes (vet) te verbrand. Hoe skraler mens word, hoe stadiger sal die gewigsverlies wees omdat die liggaam begin sê: 'Wag 'n bietjie. Ek word nou bankrot aan reserwes'.Die liggaam begin weerstand bied indat dit nie daardie laaste bietjie vet wil laat gaan nie – dikwels word na 'n plato verwys wat die liggaam bereik. Maar, as dit steeds minder inkry as waaraan hy gewoond was, is daar nie 'n keuse nie. Hy moet maar eenvoudig net laat gaan.

Wanneer mens in die omstreke van jou ideale gewig kom, kan jy jou porsies effens vergroot, want dit word nie aanbeveel dat jou gewig onder die voorgestelde ideale gewigsgrens sak nie. Dit sal op ondervoeding

neerkom, maar jou liggaam sal self aandui wanneer
hierdie punt in sig is.

Twee maniere om nuwe eetgewoontes te implementeer

Daar is basies twee maniere waarop mens jou
voorgenome eetgewoontes kan baseer. Een is die
porsiestelsel en die ander die *kaloriestelsel*. Ek gaan
albei verskaf sodat jy self kan besluit watter een jy wil
volg. My opinie van elk is soos volg:

a. Die porsiestelsel:

Hierdie metode word aanbeveel, omdat dit beteken jy
verander jou voedselinname, die hoeveelhede wat jou
eetpatroon in geheel verander. Jy voorsien dus die
liggaam van minder brandstof as wat hy benodig om te
funksioneer en verplig hom sodoende om vet (surplus
voedsel en energie) te verbrand.

Met die kaloriestelsel word die porsiebegrip nie so
duidelik oorgedra nie en neig mens om te sê: *'Ek is nog
ónder my voorge-skrewe kalorie-inname per dag. Ek kán
en mág nog eet.'* Hierdie benadering werk negatief in op
die porsiebegrip. Jy wil juis die hoeveelhede voedsel wat
jy inneem verander en die liggaam aan nuwe
hoeveelhede (porsies) bekendstel.

Dit gebeur natuurlik nie heeltemaal so nie,

byvoorbeeld: *'Ek mag nog 500 gram vetvrye-jogurt eet
om binne my voorgeskrewe kalorie-inname te bly'* terwyl
net 100 g 'n porsie sou wees en nie 500 g nie en mis jy
die belangrikheid van die aanleer van die grootte van 'n
porsie.

Die porsiestelsel is makliker om toe te pas as die
kaloriestelsel, omdat die voorskrifte makliker is om te
onthou vergeleke met die kaloriestelsel wat 'n
wiskundige berekening verg.

b. Die kaloriestelsel:

Dis om volgens die tabel te bepaal wat jou liggaam
daagliks benodig om te funksioneer en te sorg dat jy
minder daarvan inneem wat dan die liggaam sal verplig
om die reserwe wat benodig word, uit die vetvoorraad te
verbrand. Om tred te hou met die kaloriestelsel, kan jy
elke ete se kalorietotaal op jou selfoon stoor en is dit
makliker om daarvan boek te hou as om elke keer
somme te maak. Dit kan nogal onaangenaam wees
wanneer mens saam met ander uiteet en jy eers
berekenings moet maak.

Mettertyd, sal jy geen somme hoef te maak nie, maar
later presies weet hoeveel van wat jy mag eet en dus
eintlik terugval na die beginsel van die porsiestelsel.

Hoe lyk 'n porsie?

Dit bring ons by die grootte van 'n porsie en dis hier waar ons uit die bus tuimel. Dis noodsaaklik om te weet presies hoe groot 'n porsie in is.

Moenie skrik wanneer jy sien hoe groot – of klein – dit is nie. Rig jouself positief daarop en sien dit in die regte gesindheid, want as jy ernstig is en jou gewig wil verander, gaan jy en 'porsie' mettertyd goeie vriende word. Trouens, hy is by elke opskep, uiteet, ete of wat ookal in die rigting van jou mond kom, betrokke. Maak vrede met die siel en verwelkom hom as jou eetgenoot. So lank julle vriende bly, sal dit met jou goed gaan en sal hy jou uitstekend behandel.

Uit die aard van die saak gaan mens nou nie oral met 'n skaaltjie aan jou sy rond nie, veral nie wanneer jy by ander mense gaan eet of uiteet. Dit is goed om 'n beeld in die agterkop te stoor van hoe 'n porsie van verskillende soorte eetgoed lyk. Ons doen dit by wyse van vergelyking. Die lys hieronder dien as aanduiding en is nie 'n vaste reël nie. Kom ons kyk eers na die bordmetode as deel van die porsiemetode wat werklik eenvoudig en ongekompliseerd is.

Die bordmetode

Deel jou bord se oppervlak in kwarte. Hou ook in gedagte dat jy nie jou bord tot op die rand moet vol skep nie. Begin by groente en maak die bord halfvol hiermee. Dis gesond en goed om die meeste hiervan in te neem.

Neem nou die proteïen, vleis, hoender of vis en vul 'n kwart van jou bord daarmee. Die grootte van 'n porsie vleis word hieronder aangegee en kom gewoonlik neer op ongeveer die grootte van een skaaptjop. Vis kan bietjie groter wees, sowat twee maal die grootte van 'n skaaptjop. Proteïen is noodsaaklik vir die liggaam en mens kan nie eintlik daarsonder nie. Die vleis of vis mag natuurlik gebraai, gebak of gekook wees, maar hoe minder olie, hoe beter, behalwe as dit gesonde olie is soos *olyf-, kokosneut/klapper- of druiwepitolie*. Hou in gedagte dat hitte die antioksidante wat in voormelde olies (behalwe die kokosneut-/klapperolie) voorkom, tot niet maak, maar dit is steeds beter as ander olies of vet. Genoemde olies (uitgesluit die kokosneut-/klapperolie wat sal stol) sal meer voordeel inhou indien dit oor slaai gebruik word wat dit nie aan hitte blootstel nie. Kokosneut-/klapperolie is die beste om voedsel in gaar te maak en hitte het geen negatiewe effek hierop nie.

Vis sou mens liefs nie in olie wou gaarmaak nie, behalwe in die gesondes, en ook nie in deeg toedraai of met krummels om nie. Die meel en broodkrummels is styselbronne. Jy kan dit egter in botter bak. Wanneer jy by ander mense aan tafel is, sal jy natuurlik die beste van die saak maak en byvoorbeeld die deegomhulsel of krummels verwyder en in jou bord agterlaat. Dis nie swak maniere nie en die gasvrou sal dit verstaan.

Sou jy gevra word waarom jy dit doen, moenie skroom om op 'n mooi manier te sê jy doen dit om gesondheidredes en omdat jy nuwe eetgewoontes volg om gewig te verloor. Jy inspireer dalk ander om dieselfde te doen.

Die laaste kwart van jou bord vul jy met stysel en hopenlik is daar nou al minder as 'n kwart van die bordbodem oor sodat jy verplig is om nog minder hiervan te neem. Rys, pasta, aartappels, brood en soortgelyk is styselbronne. Natuurlik is jy daarmee bekend. Stysel word stadiger afgebreek en het die voordeel dat dit jou langer versadig laat voel, maar die nadeel dat dit tot suiker afbreek tydens opname deur die liggaam. Niks keer jou om die gesonder opsie uit te oefen en steeds meer groente en slaai te neem en die stysel algeheel uitskakel.

Vleis- en visporsies

Omdat meeste mense van vleis hou, maak ek dit die wegspringpunt met betrekking tot porsiegroottes van die verskillende voedselsoorte. In meeste maaltye is vleis die hoofdis en soos veral tydens 'n braai, is 'n baie stewige porsie sowat 500 g. Dis sommer 'n hele stuk vleis as jy mooi daaroor dink.

As dit by vleisgeregte of 'n braai kom en daar is

byvoorbeeld hoender, vark en skaapvleis, beteken dit nie
jy moet ongeveer 500 g van elk inskep soos ons
gewoonte nie. Die totale vleisporsie op jou bord mag
ongeveer soveel wees. Daar kom nog ander kos by.

As jy regtig 'n groot vleiseter is soos ek, kan jy selfs
meer neem maar beslis nie meer as 600 g in totaal nie. 'n
Gewone porsie is in die omstreke van 250 gram. Dis
ongeveer die grootte van 'n gewone skaaptjop. By vis is
die porsiegrootte omtrent dié van twee skaaptjops omdat
vis ligter as vleis is.

Waarskuwing

Sodra mens sien jou gewig kom af, raak jy regtig
begeesterd, want dis visueel waarneembaar dat jou nuwe
eetgewoonte inderdaad werk. Dit het my persoonlike
denke sodanig beïnvloed dat ek gereken het as ek my
porsies nóg kleiner maak, sal dit nóg vinniger gaan.

Hierdie redenasie is nie verkeerd nie. Die gevolg
was egter dat ek my ete aanvanklik porsiegewys
voorberei het en dan agterna nog daarvan uitgehaal het.
My porsies was later só klein dat dit eintlik 'n bespotting
was. Dis raak soos 'n siekte, byna soos bilumie of
anorexia, waar dit jou rassionele denke begin aantas.

Pasop hiervoor, want dan plaas jy jou liggaam
werklik onder druk. Hoewel jou liggaam dit kan hanteer
omdat daar baie reserwes is, begin jy obsessief raak. Jy

begin tussen etes hongerly en dis glad nie die doel van 'n gesonde leefstyl nie..

Wees dus versigtig hiervoor. Ek moes gaan sit en weer die saak deur vaste besluitneming verander; ek het besef dat hierdie 'n sielkundige sowel as fisiese probleem kon raak. Dis te verstane dat mens haastig raak, juis omdat jy positiewe resultaat ervaar, maar moenie uit die oog verloor dat dit geen dieet is nie; dis 'n permanente verandering in leefstyl en eetgewoontes oor die langtermyn, tyd is nêrens 'n faktor nie.

Hoe om 'n porsiegrootte te skat.

Ons het reeds gesê dat 'n papierspeld ongeveer een gram weeg. Dis handig om te weet. 'n Gewone koppie se inhoud is ongeveer so groot soos 'n tennisbal en vanselfsprekend is 'n halwe koppie dan ongeveer 'n halwe tennisbal. Hierdie mates sal ons nie by styseldisse benodig nie en sal die volgende meer toepaslik wees. Die gewig (waar gegee) dui 'n porsiegrootte aan en help die beskrywing ons om 'n beter prentjie te visualiseer.

Afmeting	Porsiegrootte
1 teelepel	Ongv. 5 g of 5 ml
1 eetlepel	Ongv. 'n halwe golfbal
2 eetlepels	Een golfbalgrootte (60 g)
1 sny brood	Grootte van 1 radiokasset (90 g)

1 porsie hoender	Grootte van 1 pak speelkaarte
Vleis (200 – 250 g)	Grootte van 1 skaaptjop
Vis (90 – 100 g)	Grootte van 2 skaaptjops
Joghurt (100 ml)	Verkieslik enige onversoete laevet
Kaas (90 – 100 g)	Omdat kaas swaar is, is ongeeer drie dobbelsteentjies 'n porsie

*(Bron 2 hierbo is gedeeltelik hier as riglyn gebruik,
maar nie volledig en presies aangehaal nie.)*

Aarbeie

Hiervan kan mens heelwat eet, want die suikerinhoud
daarvan is laag, maar verkieslik nie meer as 15 op 'n
slag. Deesdae word hulle ook hormoonbehandel en is so
groot soos balonne sodat tien daarvan die maksimum per
geleentheid behoort te wees. 1 koppie gemiddelde
grootte aarbeie hou ongeveer 12 daarvan.

Gekoote groente

Moenie meer as 'n tennisbal-grootte ('n koppie vol) as
totale porsie oorskry nie. Indien dit kool, broccoli, uie,
blomkool, groenbone en van die nie-soet groentesoorte
is, sal 'n bietjie ekstra nie skade doen nie, maar moet die
soeter en meer styselagtige groentes soos aartappels,
patat en soet tipes pampoen liefs beperk of totaal vermy

word.

Aartappels en patat

Die bly maar lekker eetgoed en is by uitstek stysel wat mens liefs moet vermy. Tog het ek gevind dat mens nie heeltemaal sonder stysel kan nie en is 'n eiergrootte die meeste wat mens so twee maal per week kan neem.

Tofo (90 – 100 gram) ongeveer die grootte van 'n musiekkasset.

Grondboonjiebotter - hoogstens een plat eetlepel.

Humus - hoogstens een plat eetlepel.

Amandels - hoogstens 20 per dag.

Wortels - een **groot** geelwortel per ete, verkieslik rou.

Dit is nie baie wys om nou die lekker eetgoed soos amandels, kaas, grondboontjiebotter en ander alles by elke ete in te sluit nie. Nee, die beste resultate word verkry wanneer mens van hierdie swaarder en ryk eetgoed wegbly of minder gereeld eet en meer konsentreer op slaaie en rou groentes.

Ek dui vorentoe aan min of meer wat ek daagliks eet; dit behoort 'n idee te gee van wat werk.

Rou groente is minder soet as vrugte. Blomkool, broccoli, spinasie, tamatie, uie, komkommer, seldery, rooi en groen soetrissies, groenbone en blaarslaai is sommer 'n paar van wat ek gebruik en wat baie laag in suiker is, maar ryk in vesel.

Jy het 'n wye keuse en hoe strenger mens met jouself is ten opsigte van suiker- en styselinname, hoe beter gaan jy vaar. Dis geen straf om gesond te eet nie.

Aktiwiteitsvlak.

Daar is verskillende kaloriewaardes per dag per persoon wat afhang van jou aktiwiteitsvlak. Vergelyk die aktiwiteitsvlakke van ouer persone of mense wat daagliks voor die rekenaar en in die kantoor sit met diegene wat buite werk soos landbouers of 'n werk met hoë fisiese inspanning soos gym-instrukteurs, dansinstrukteurs en ander.

Daarby speel sportbeoefening natuurlik ook 'n rol en sportiewe persone sal gewis meer kalorieë benodig om deur die dag te kom as ander. Elkeen moet na sy eie bedrywighede kyk en bepaal of hy aktief, redelik aktief of baie aktief is en dan die kalorietabel daarvolgens naslaan.

Aktief beteken 'n leefstyl waar jy die nodige doen om deur jou dag te kom en niks ekstra nie.

Redelik aktief behels jou gewone daaglikse aktiwiteite plus 'n stap van tussen 1,5 km en 3 km per dag teen 'n gemiddelde spoed van 4 km per uur. Dit is normale stapspoed.

Baie aktief beteken die algemene daagliks en fisiese

aktiwiteite vergelykbaar met 'n stap verder as 3 km per dag teen 'n pas van ongeveer 5 km of meer per uur.

Baie belangrik: Swanger en borsvoedende vroue word aangeraai om nie hierdie of enige van die voorskrifte, aanbevelings of voorstelle in hierdie boek uit te voer of toe te pas nie, tensy dit deur 'n geneesheer goedgekeur is.

Let ook daarop dat daar verskillende kalorietabelle vir mans en vroue aangegee word en natuurlik speel ouderdom ook 'n rol, daarom word dit ook aangedui.

Kinders is deesdae ewe oorgewig as volwassenes en dit is goed dat ouers hiervan kennis neem sodat die jongspan vroeg in hulle lewe kan leer wat gesonde leefstyl en eetgewoontes is. Buig die boompie terwyl dit nog jonk is. Jou kinders sal jou bedank omdat jy hulle teen oorgewig beskerm het. Dis iets om op trots te wees en is 'n goeie idee om self deur voorbeeld te lei en die hele gesin te betrek. Hieronder dan die tabelle met die benaderde kaloriebehoeftes per dag per geslag, ouderdom en aktiwiteitsvlak:

MANLIK

Ouderdom	Aktief	Redelik aktief	Baie aktief
2	1 000	1 000	1 000
3	1 000	1 400	1 400
4	1 200	1 400	1 600
5	1 200	1 400	1 600
6	1 400	1 600	1 800
7	1 400	1 600	1 800
8	1 400	1 600	2 000
9	1 600	1 800	2 000
10	1 600	1 800	2 200
11	1 800	2 000	2 200
12	1 800	2 200	2 400
13	2 000	2 200	2 600
14	2 000	2 400	2 800
15	2 200	2 600	3 000
16	2 400	2 800	3 200
17	2 400	2 800	3 200
18	2 400	2 800	3 200
19-20	2 600	2 800	3 200
21-25	2 400	2 800	3 000
26-30	2 400	2 600	3 000
31-35	2 400	2 600	3 000
36-40	2 400	2 600	2 800

| 41-45 | 2 200 | 2 600 | 2 800 |

| 46-50 | 2 200 | 2 400 | 2 800 |

| 51-55 | 2 200 | 2 400 | 2 800 |

| 56-60 | 2 200 | 2 400 | 2 600 |

| 61-65 | 2 000 | 2 400 | 2 600 |

| 66-70 | 2 000 | 2 200 | 2 600 |

| 71-75 | 2 000 | 2 200 | 2 600 |

| 76 en ouer | 2 000 | 2 200 | 2 400 |

VROULIK

Ouderdom	Aktief	Redelik aktief	Baie aktief
2	1 000	1 000	1 000
3	1 000	1 200	1 400
4	1 200	1 400	1 400
5	1 200	1 400	1 600
6	1 200	1 400	1 600
7	1 200	1 600	1 800
8	1 400	1 600	1 800
9	1 400	1 600	1 804
10	1 400	1 800	2 000
11	1 600	1800	2 000
12	1 600	2 000	2 200
13	1 600	2 000	2 200
14	1 800	2 000	2 400
15	1 800	2 000	2 400
16	1 800	2 000	2 400
17	1 800	2 000	2 400
18	1 800	2 000	2 400
19-20	2 000	2 200	2 400
21-25	2 000	2 200	2 400
26-30	1 800	2 000	2 400
31-35	1 800	2 000	2 200
36-40	1 800	2 000	2 800

41-45	1 800	2 000	2 200
46-50	1 800	2 000	2 200
51-55	1 600	1 800	2 200
56-60	1 600	1 800	2 200
61-65	1 600	1 800	2 000
66-70	1 600	1 800	2 000
71-75	1 600	1 800	2 000
76 en ouer	1 600	1 800	2 200

(Bronnelys 3)

Dis opmerklik dat die kaloriebehoeftes by beide mans en vrouens aanvanklik toeneem namate mens ouer word, maar dan weer vanaf ouderdom (ongeveer) 35 jaar ietwat verminder.

Onthou:

Noudat jy weet hoeveel en hoe groot 'n porsie is en wat jou kaloriebehoefte per dag is, hou daarby, want enigiets meer as dit, is oortollig en word as net vet gestoor.

Mettertyd sal die lus vir *iets* so opbou dat jy die kluts wil kwytraak. Weet reeds nou al dat dit vir seker gaan gebeur en wees daarop voorbereid. Moenie wag totdat dit jou oorval nie. Jy sal weet wanneer dit begin opbou.

Dis gewoonlik nadat jy al 'n hele ruk op die nuwe eetgewoontepad is. Eet dan as uitsondering waarvoor jou

liggaam smeek, maar moet asseblief nou nie twee liter
roomys gaan verorber soos wat ek altyd gedoen het nie.
Hou dit klein en min. Sodra die lus bevredig is,
verdwyn die behoefte daarvoor en is twee liter nie nodig
nie, maar sal 'n skeppie of twee of 'n klein los roomys
ewe doeltreffend wees. Jy is dan reeds 'n hele ruk op die
nuwe eetpatroon, jou maag het al gekrimp en jy kry in
elk geval nie soveel geëet as voorheen nie.

Die soet is waarskynlik ook nou vir jou
oorweldigend sodat jy net 'n beperkte hoeveelheid
daarvan sal inkry. So was dit met my en het ek by
geleentheid 'n trossie hanepootdruiwe wou eet, maar kon
net vier korrels inkry vanweë die oorweldigende soet
smaak.

Een fees per maand (byvoorbeeld) sal nie die kind
uit die bed laat val nie. Môre gaan jy weer aan soos
gewoonweg. Jy het nie misluk nie en is steeds in beheer.
Jy sal juis sulke feesgeleenthede meer waardeer.

Jy kan steeds byna alles soos tevore eet, maar
natuurlik net in beperkte hoeveelhede, synde porsies of
per kalorietabel. Dit beteken nie jy mag nie alle soorte
kos eet nie. Jy is egter die een wat gewig wil verloor en
dit help net soveel meer indien mens van stysel en suiker
wegbly en nie eet wat jou poging onnodig gaan
belemmer of vertraag nie.
Jy mag van tyd tot tyd uithaak en jouself geniet, so lank
dit die uitsondering is en nie die reël nie. Geen

skuldgevoel nie, jy is in beheer, omdat jy willens en wetens so besluit het. My persoonlike norm is een maal per maand so 'n geleentheid. Jy het jou metabolisme oor baie jare of dalk dekades aangejaag met meer kos en meer gereeld geëet. Ons het vroeër dit bespreek dat dit daarom is dat vet mense al meer al gouer nadat hulle reeds klaar geëet het, weer honger voel en weer moet eet. Die siklus moet verbreek word. Dis waarom diëte, wat by uitstek korttermyn gerig is, nie werk nie en lankvasgelegde eetgewoontes kan nie oornag verander nie. Dit neem tyd, minstens drie maande, voordat daar duidelike tekens van jou nuwe neergelegde eetgewoontes en leefstyl is. Die woord leefstyl word beklemtoon want alles sal sinneloos wees as jy dit na 'n ruk los en weer in die ou weë verval. Dan, soos die prediker in die Woord sê, 'sal alles net 'n gejaag na wind wees' en het jy niks blywend daaruit as voordeel verkry nie.

Hoofstuk 7

Wat gebeur wanneer eetgewoontes en leefstyl verander?

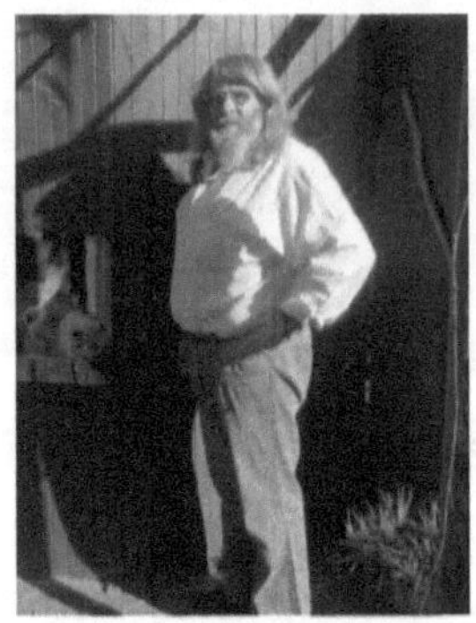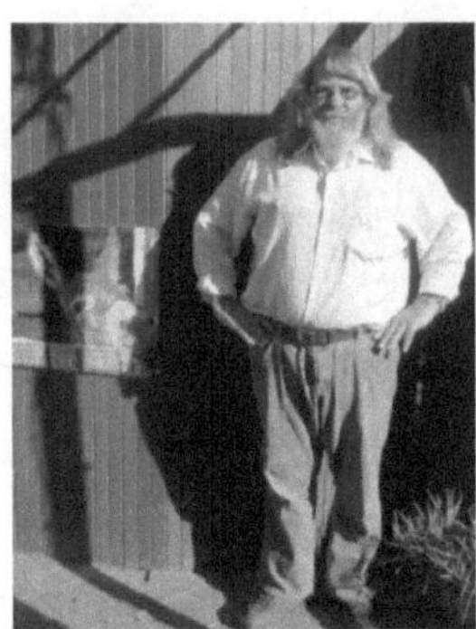

Op 1 Augustus 2017 het die skaalnaald op 102 kg gestaan, 20 kg ligter. (Fotos deur Gusta de Kock)

Vriende, ons besef nou dat ons oorgewig is, het die kopswaai gemaak, die besluit geneem om ons eetgewoontes en leefstyl te verander. Ons weet ook wat die regte porsiegroottes en/of ons daaglikse kaloriebehoeftes is, maar wat moet ons nou verwag?

Hierdie is onbekende waters.

Aanvanklik neig jou liggaam na die ou eetpatroon

Dis jare se eetgewoontes wat jy nou wil verander. Dis vasgelegde roetines en verandering daaraan gaan nie vir

118

die liggaam oornag aanvaarbaar wees nie. Dit maak ten eerste sin om deeglik daarvan bewus te wees dat daarop gaan reageer. jou liggaam.

Dit spreek vanself dat jou binneverwante die hoeveelhede kos waaraan dit in die verlede gewoond was, sal wil hê. Die pankreas skei die nodige ensieme af sodra dit naby etenstyd kom en geprogrammeer om dit te doen. Jy gaan dus aanvanklik hongerpyne ervaar, maar dit sal mettertyd verdwyn.

Gedurende die laat tagigerjare, terwyl ek nog geboer het, het ek gereeld lusern by Swartmoddermelkery net buite Rehoboth in Namibia, afgelewer.

Ek het so teen drieuur soggens van Mariental vertrek en teen vyfuur daar aangekom tydens melktyd; ons kon aflaai en weer vroeg terugkeer huis toe om aan te gaan met ander werk.

Groot was my verbasing toe ek sagte musiek in die melkery hoor speel en toe ek die gebou ingaan; dit was afkomstig van die melksaal en my onmiddelike afleiding was dat dit met die melkkoeie te doen moes hê.

Op navraag word verduidelik dat dieselfde musiek elke melktyd gespeel word en wanneer die diere inkom, assosieer hulle dit met om gemelk te word. Ek het gesien hoedat melk letterlik uit sommige se spene drup nog terwyl hulle die melksaal binnestap en voordat die melkmasjiene opgekoppel word. Onthou jy Pavlov se hondjie?

Hoveel te meer sal ons mae nie gewoond wees aan jare se eetgewoontes nie. Ons gaan nie verwag jy moet deur smartlike hongerpyne gaan nie, maar iets daaromtrent doen.

<u>Jy gaan gemorskos en stysels met goeie kos vervang</u>

In die verlede sou jy enigiets wat binne 'n radius van drie meter van jou verbybeweeg, geëet het – waarskynlik sonder om te dink wat jy eet, solank die honger gestil word – 'n pak koekies, skyfies, 'n sny brood met konfyt of wat ookal. Nou wil ons 'n aanpassing maak, dink wat jy by jou mond gaan insit. Die kern van die verhaal is dat jy eerder gesonde kos gaan eet teenoor wat jy in die verlede geëet het. Die goue reël is egter om weg te bly van stysel en suiker.

Eet by soggens liefs hawermout en voeg 'n eetlepel botter of margarien daarby en/of ook 100 ml laevetjogurt. Ek neem gewoonlik 'n hoogvol eetlepel botter of margarien. Ek voeg net knippie sout by voordat ek dit gaarmaak en eet dit sonder suiker of melk. Dis 'n baie gesonder keuse as byvoorbeeld brood, konfyt,

beskuit en ander styselgoed. Trouens, ek eet elke môre
van my lewe hawermout as 'n vaste reël en wel om die
volgende redes:

- *dit maak nie vet nie;*
- *dis 100% suiwer graan en is nie 'n stysel nie;*
- *dit het 'n lae glukose indeks (low GI);*
- *dis gesond vir die hart;*
- *dit het 'n hoë veselinhoud;*
- *dit laat mens langer versadig voel, want dit verteer relatief stadig;*
- *dis laag in sodium.*
- *hitte het geen invloed op die voedingswaarde daarvan nie.*

Hoewel dit graan is, val dit nie in dieselfde kategorie
as koring nie en maak nie vet nie, hoewel geprosseseer.
100 gm rou hawermout is 'n redelike groot porsie omdat
dit lig in gewig is. Aanvanklik is dit 'n erge gedagte om
te dink jy moet dit sonder suiker eet. Nee, toe nie, veral
nie met die ingeroerde botter of met bietjie jogurt oor nie
en selfs 'n stooisel kaneel vir ekstra gesondheid en
smaak.

Jy gaan van suiker ver wegbly

Botter of margerien by die hawermout is vir my
voldoende en is dit omtrent die enigste olie wat ek per
dag inkry.

Mens kan natuurlik olyf- of druiwepitolie oor jou slaai gebruik om jou olie-inname aan te vul; dis baie gesond, veral die koud-geprosesseerde, want dit bevat baie antioksidante.

Jy kan ook avokado by jou slaai inwerk en op hierdie wyse beide vrug en olie inkry terwyl kokosneut/klapperolie vir veral gebakte geregte aanbeveel word. Elkeen moet sy eie diskresie gebruik.

Suiker, in enige vorm, moet vermy word. Dat dit smaak aan alles gee, is nie te twyfel nie en daarom word dit as bestanddeel by enigiets gevoeg. Tot my verbasing, toe ek onlangs maalvleis proe wat onmiskenbaar suiker bevat, moes ek verneem dat dit algemene praktyk is dat dit by verwerkte vleise gevoeg word. Natuurlik ook in die marinades waarin vleis verpak of gelê word. Genade.

Hier is die etiket op 'n pakkie maalvleis van 'n bekende kettingwinkel. Dit is baie duidelik wat alles in vleis gegooi word. Dis nou behalwe dat 'n kwart daarvan water is.

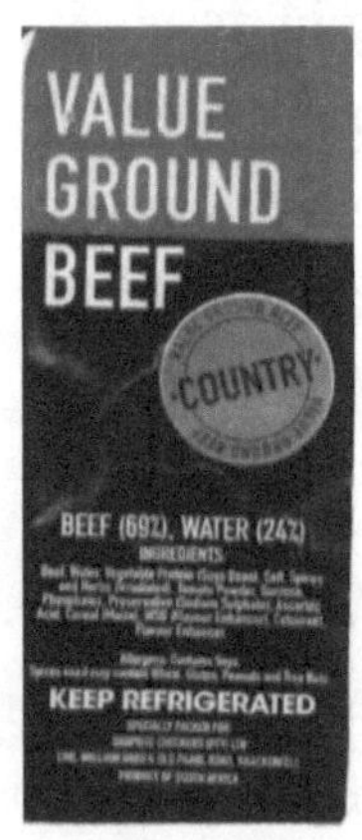

Soortgelyke kombinasies kom dus ook in wors voor, en ons is diep onder die indruk dat ons suiwer vleis eet.

Sukrose is niks anders as suiker nie terwyl sommige van

die bymiddels suiwer stysel is. Kyk maar net wat alles tot hierdie vleisproduk gevoeg is.

Hou in gedagte dat vrugte hoër is in suiker as groente hoewel sommige groentes heelwat suiker en/of stysel bevat, byvoorbeeld patat, beet en sekere pampoensoorte. Die suiker word by opname weer tot verteerbare suiker afgebreek. Dieselfde geld vir vrugte en mens neig om te dink dat vrugte en veral vrugtesap, gesond is, maar dit is juis die sap wat suikerbelaai is. Dink dus twee maal voordat jy sommer weer vrugtesap as gesondheidsdrankie geniet. Eet eerder die vrug vars.

Jy gaan vaste etenstye hê.

Die lyf was in die verlede gewoond om te kry wat hy wou, wanneer hy wou. Hier kom 'n aanpassing waaraan hy nie gewoond is nie en waaroor hy gaan kla. Daar is drie hoofetes per dag: ontbyt, middag- en aandete.

Ek kruip saans, oor die algemeen, saam met die hoenders in die vere en staan saam met hulle op. Van ongeveer vieruur soggens is ek op en aan die gang. Eers is dit my tyd om stiltetyd te hou. Daarna plak ek my voor die *tikkenaar* neer om korrespondensie en skryfwerk te doen, onder andere hierdie boek waarvan 95% voor sonuit geskryf is.

Met die opstaanslag is dit sommer my eettyd ook en sal dit waarskynlik ook joune wees, maar teen jou eie pas. Tussen ontbyt en middagete raak 'n lang trek. In my geval en kon ek aanvanklik nie middagete haal sonder iets tussenin nie. Ek het teen halftien se kant skerp honger geword en kyk waar lê middag nog. Dan is dit tyd om 'n ligte eetdingetjie te neem om die maag te stil, iets soos 'n groenappel, twee wortels, 100 ml onversoete laevetjogurt met of sonder aarbeie.

Dit hou twee voordele in. Een is dat dit die onmiddelike honger stil. Die tweede is dat jy reeds 'n verandering in jou eetgewoonte toepas want in plaas dat jy jouself volstop soos in die verlede, neem jy nou 'n baie kleiner hoeveelheid in. Die werklikheid is dat jy nie 'n oormaat kos hoef in te neem nie. Jy leer reeds jou ingewande om met minder klaar te kom.

Dis noodsaaklik, omdat dit ook 'n sielkundige effek het. Ons onderbreek hierdie lang trek met 'n groenappel, aarbeie, jogurt of wortels tot middagete. Lo and behold, dis nie so moeilik nie.

Aanvanklik het ek op my horlosie bly kyk om tot halftien vas te byt want die binneverwante kerm en vra waaraan hulle gewoond was. Dis makliker om vir twee ure uit te hou as vir vier na vyf.

Dieselfde geld vir die strek van middagete tot aandete. Onderbreek dit deur 'n kleinigheid tussenin te nuttig om te voorkom dat jy knorrig van honger raak. Eet groenbone, blaarslaai, tamatie, 'n halwe avokado, soetrissies, aarbeie, 100 ml laevetjogurt of enige ander laesuiker-groente of -vrug.

Dis die tyd dat jy jou aandag van kos moet aflei en jou nie voor die TV plak waar advertensies van eet- en drinkgoed kort-kort verskyn nie. Dit gaan jou van die wal af in die sloot help. Die doel van die advertensies is om jou honger te maak sodat jy dit gaan koop.

Sorg dus dat jy besig bly en jou gedagtes op iets anders vestig. Werk, skryf, lees, pak jou kaste reg, gaan stap, werk in die tuin – plant sommer jou eie groente, gaan was jou motor, enigiets anders. Moet net nie ledig wees en voor die TV gaan sit nie. Dit is wanneer enigiets, selfs jou meubelstukke, potensieel eetbaar lyk.

Jy gaan ledigheid vermy

Ledigheid is 'n euwel en word die duiwel se oorkussing genoem. Dit is ook die oorgewigmens se grootste slaggat. Dit veroorsaak dat jy iets wil doen en dit is eet Punt een is dat jy dit dan doen. Punt twee is dat jy niks baat nie behalwe om gewigtiger te raak. Punt drie is dat jy nie fisiese oefening kry nie. In kort: moenie ledig wees nie.

Oefening beteken spiere wat werk. Dit beteken energie word verbrand. Lo and behold, dis eintlik wat jy nodig het. Dit versnel jou gewigsverlies, want nou word meer energie verbrand. Verder verbeter dit jou bloedsomloop, jou limfstelsel werk beter en jou metabolisme vind baat daarby. Vir my is dit sommer die beste om met die brak te gaan stap.

Puff Le Wuff, ons hond.

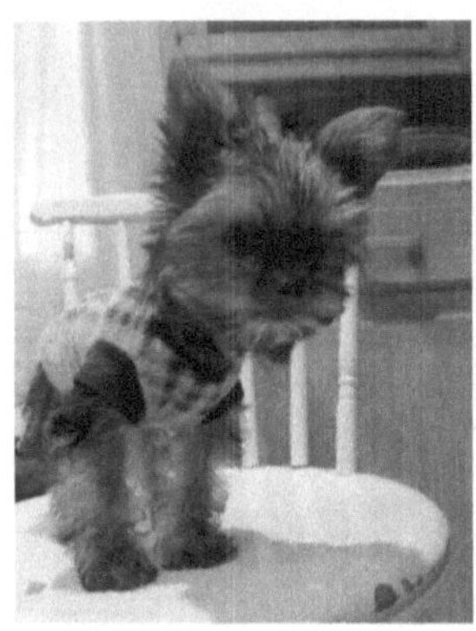

Sommige mense gaan gym en dis 'n wonderlike idee, want saam met korrek eet versnel dit jou gewigsverlies. Natuurlik het almal nie eie huise en tuine of dalk 'n plek om te werk soos in 'n motorhuis nie, maar ek ek bly besig. Ek doen houtwerk en bou plantbakke, meubels en houttrommels wat ek tydens die kunsmark verkoop. Ek maak verskillende wyne waaroor ek ook 'n boek geskryf het. Dit is beskikbaar indien jy belangstel, maar bevat suiker ... My tuinwerk doen ek self, vee die erf en doen tussendeur nutswerk om my inkomste aan te vul. Ek het begin seëls versamel en daar is duisende ander goed wat mens kan doen om ledigheid teen te werk. Werk is in wese nie werk nie dis iets waarvan ek hou. Daar is niks met my kop verkeerd nie, ek voel heel goed.

Wat is 'n 'work out' by die gym? Sê die woorde nie al dat jy eintlik werk nie? Daarom sien ek nie werk as werk of as 'n las nie, maar as oefening. By die gym

126

betaal jy húlle om jóú te laat werk. Tuis is dit gratis, baat
jy liggaamlik daarby, kry jy die goed gedoen waarvoor
jy hulp betaal, het jy geleentheid om jou kinders iets te
leer en kan die hele gesin daarby betrek word.

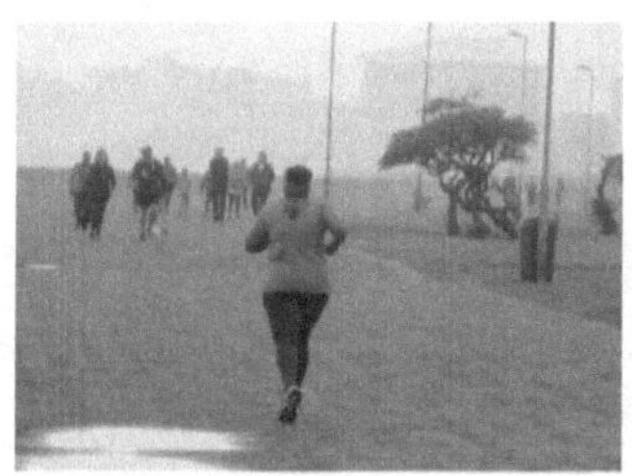

Draf en stap, al is dit stadig, is uitstekende oefening. (Foto deur Dries de Kock)

Dis nie vir almal beskore nie, maar as jy dit kan doen en
jy verkies steeds om gym toe te gaan, is dit jou reg. Dis
belangriker dat jy wel oefening kry. Gaan stap, klim
berg, doen vensterinkopies, doen liefdadigheidwerk,
besoek iemand, sluit aan by 'n sportklub en vele meer
wat nie 'n koste-implikasie het nie? Jy sal iets vind.

Jy gaan 'banting' doen wanneer jy meer as gewoonlik eet

Professor Tim Noakes en kollegas het 'n resepteboek
geskryf waarin die banting-metode voorgestel word. In
kort kom dit neer op hoëproteïen- en lae
koolhidraatgeregte. Ek beveel aan dat jy die boek
aanskaf of meer inligting oor banting inwin sodat jy van
sy resepte en kombinasies van voedselsoorte gebruik.

127

Dit help jou om 'n variasie van disse voor te berei.

Die resepteboek is getiteld THE REAL MEAL REVOLUTION, ISBN 978-0-9922062-7-7, deur Quivertree Publications uitgegee en ook in Afrikaans beskikbaar. Dit bied 'n groot verskeidenheid disse aan.

My palet is nie juis verfyn nie en raak nie teë vir wat ek self voorberei nie en eet herhalend dieselfde kos wat ek nooit vervelig vind nie. Dalk omdat dit hoofsaaklik uit slaai en vleis bestaan en baie in lyn is met banting. Indien jy jouself wil skuldig maak aan meer eet as gewoonlik, raai ek aan dat jy die bantingwyse in gedagte hou. Die ou goue reël geld steeds, nl. min of geen stysel en suiker en baie protïen. Jy kan niks oorkom van 'n massiewe slaai plus vis, pluimvee of vleis nie.

Dis interessant dat mens, namate jy by vaste etenstye bly en kleiner hoeveelhede eet, later nie meer die behoefte ondervind om iets tussen etenstye te eet nie. Jy het 'n heel nuwe stel etenstye ontwikkel. Myne lyk so:

- *ontbyt baie vroeg, gewoontlik tussen ses- en sewe-uur soggens;*
- *'n vol maaltyd teen ongeveer halftien na tienuur soggens en*

glo dit as jy wil:

- *aandete tussen halfdrie en drieuur namiddag.*

Ek weet dit klink vreemd, maar dis hoe dit vir my uitgewerk het en dit hou beslis voordele in soos dat ek nie op 'n vol maag gaan slaap nie.

Word ek wel wakker en voel dun, spring ek nie op en hol yskas toe nie, maar draai die situasie positief – dis hoe dit voel wanneer vet wegsmelt en deur die liggaam verteer word. Die beste is dan om 'n glas water te drink en so gou moontlik weer te slaap. Dit is waarom ek soggens erg honger is wanneer ek opstaan en so vroeg my ontbyt neem.

Metttertyd sal jy oplet dat die honger gevoel wat jy aanvanklik snags ervaar het wanneer jy wakker word, verdwyn. Die maag maak vrede daarmee dat daar nie kos gaan kom nie en herprogrammeer homself om nou te wag tot ontbyt en skei die pankreas nie ensieme af in afwagting op kos nie, maar leer om te rus terwyl die liggaam voortgaan om die vetreserwes te gebruik.

Verdere voordele hiervan is dat my liggaam ten volle rus, ingesluit my organe soos my lewer, niere, gal, pankreas en ander, want daar is nie 'n oormatige vrag kos wat verteer moet word nie.

Nou kan my liggaam die volle stryd aanpak om skete, pyne en ongesteldhede te beveg en te herstel as dat een helfte daarvan voedsel moet verteer en opneem en die res hulle stokflou in die helingsproses moet stry.

Ek het gevind dat selfs my polsslag net voor opstaantyd verminder het van 'n vorige gemiddelde 78 tot 85 slae per minuut terwyl ek vet was na 67 tot 70 noudat ek skraler is. Hierdie alleen spreek boekdele.

<u>Jy gaan nie meer eet as jy versadig voel nie</u>

Hierdie is eintlik 'n vreemde begrip, jou ou eetpatroon in aggenome. Jy het net gestop as die eetgoed op is of jy regtig nie meer kon inkry nie. Noudat jy minder eet, raak jou maag aan minder en kleiner hoeveelhede gewoond.

Lo and behold, binne so drie maande tyd se reg eet, gaan jy vind jy kan nie meer die volumes inkry wat vroeër soos warm botter in jou keel afgegly het nie. Jou maag sê gou vir jou dis genoeg. Hou daarby en luister na jou liggaam. Bêre die orige kos vir 'n latere maaltyd of, as jy sou uiteet, laat hulle dit vir jou verpak en neem dit huistoe. Dit spaar jou 'n volgende maaltyd, moeite en geld.

Jou liggaam sal self sê wanneer hy honger is en eet net dan, al is dit vreemde ure soos in my geval, byvoorbeeld om teen namiddag reeds aandete te eet.

Ek begryp dat dit 'n probleem vir die werkende gemeenskap is, maar vra jou werkgewer om jou etensure om te ruil of te verskuif. In baie gevalle word voorsiening gemaak vir mense wat 'n rookbreek neem, waarom dan nie 'n breek wat vir jou gesondheidsvoordeel inhou nie? Dalk inspireer jy ander om dieselfde te doen; moenie skroom om te sê waarom jy dit versoek nie. Jy verander jou leefstyl en eetgewoontes. Jy kry nuwe waardes ten opsigte van wanneer, wat en hoeveel jy eet.

<u>**Dink langtermyn**</u>

Al jou moeite sal betekenisloos wees as die poging vir 'n week, maand of selfs twee sou wees nie. Dis ook nie waarheen jy mik nie. Dis langtermyn. Trouens, dis lewenslangtermyn. Dis die verandering van 'n ou leefwyse na 'n nuwe. Jy belê in 'n nuwe jy en wil die oue kanselleer en tot niet maak.

Jy was onaanvaarbaar vir jouself by evaluasie en besluitneming. Jy wil van die ou jy wegbreek en jouself herskep tot 'n nuwe persoon. Besef dus deeglik dis 'n langtermynbesluit.

<u>**Hulpmiddel**</u>

By my aanvanklike gedagte om my leefstyl te verander, het ek aan die volgende gedink, dit 'n waardevolle hulpmiddel gevind Dit het 'n maatstaf begin word en hoop dat jy dit ook so kan toepas: *'Wat sal met 'n 1200 cc bakkie gebeur as jy 1 000 kilogram daarop laai?''*

Dis waarmee ek die mens se skelet vergelyk. Dink aan die lengte- en massatabel en jy sien dat die liggaam geskape is om X aantal kilogram te dra – vir 'n bepaalde lengte 'n bepaalde gewig.

Wat gaan met jou skelet gebeur wat ontwerp is om 60 kg te dra, maar jy pak 110 kg of 120 kg op hom? Geen skelet kan sorgvry, gesond en heel bly nie. Jy wil jouself tog nie oorlaai nie en jou liggaam en skelet oppas en beskerm. Jy wil 'n gesonder lewe lei.

Noudat jy gewig begin verloor, merk jy 'n heel ander prentjie op. Jy merk ander oorgewig mense op en kom tot die besef dat as jy nie nou begin ingryp het in jou eie leefstyl nie, kon dit moontlik oor vyf jaar jou voorland gewees het. Jy vind oorgewig nie meer aanvaarbaar nie, maar raak selfs simpatiek deur te sien hoe ander op pad na selfvernietiging is.

Smaaksensitief

Ek kan net hier van eie ondervinding praat en nie 'n algemene stelling maak nie. My smaaksensitiwiteit vir sout en soet het sterk toegeneem en ek gebruik bitter min hiervan vergeleke met die hoeveelhede in die verlede. By geleentheid het iemand my 'n kunsmatige versoeter aangebied saam met suurlemoensap en water en het ek oudergewoonte drie daarvan in die groot glas gegooi. Ek het gesukkel om dit in te kry en met die volgende glas slegs een ingegooi en dit steeds te soet gevind. Ek verkies nou suurlemoensap met warm water sonder enige versoeter.

132

Sout maak dors en derhalwe neem jy heelwat meer vog
in. Die vog word in die liggaam gestoor en dra by tot jou
gewig. Plantweefsel bevat genoeg sout ; ons hoef nie
bekommerd te wees oor toestande wat kan ontwikkel
weens 'n gebrek aan sout nie. 'n Mens moet net genoeg
slaai en groente inneem. Dit is seker ondenkbaar om kos,
veral vleis, sonder sout te eet, maar mens se soutinname
verminder drasties sodra jy reg eet.

Hardlywigheid gaan verdwyn

Indien jy vantevore 'n probleem met hardlywigheid
ondervind het, behoort dit iets van die verlede te wees
aangesien slaai nou 'n groter deel van jou maaltye vorm.
Die slaai vervang die pasta, rys, brood en ander stysel
wat tot hardlywigheid bydra.

Hoofstuk 8

Wat is die eerste tekens van sukses?

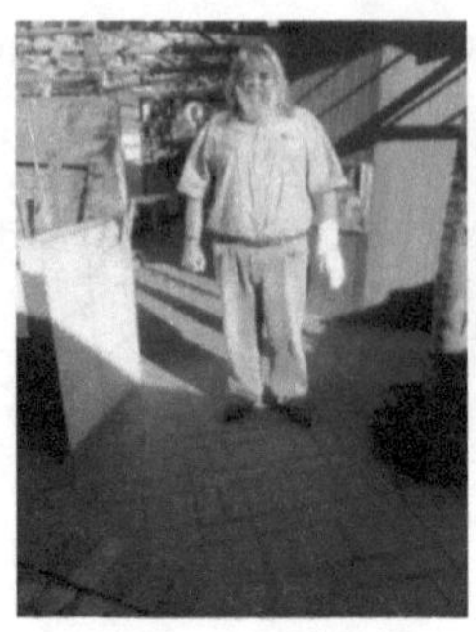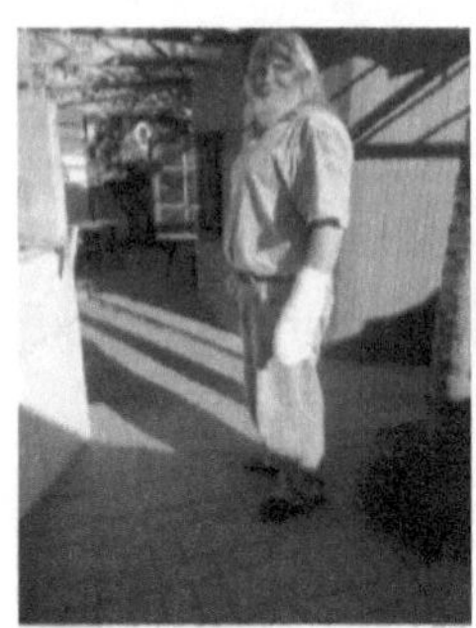

Op 1 September 2017 het ek 100 kilogram geweeg, 22 kilogram af.

(Fotos deur Gusta de Kock).

Wat sal die eerste tekens wees wat mens bemerk sodra jy jou nuwe eetgewoontes implementeer?

Opgeblasenheid verdwyn

Daardie opgeblaasde gevoel – die oumense het gepraat van opgeset wees – wat uiters ongemaklik is, een van die redes waarom jy kortasem raak 'n ruk na ete. Soms voel mens nes 'n koei wat groen lusern gevreet het: doodsbenoud. Wat wáárvandaan kom, sal jy wonder. Ek het genoem dat ek my eie wyne, sonder bygevoegde chemikalië maak. Jy kan van byna enigiets wyn maak, maar die elemente wat gisting of fermentasie tot gevolg het, is suiker, sap of ander vloeistof en gis. Jy sal jou hande saamslaan as ek jou vertel dat ek 'n heerlike wyn brou, met 'n sjerriesmaak, uit suiwer water en treacle-suiker (molassesuiker) en bakkersgis. Ek noem dit 'Nulwyn' omdat geen ander bestanddele bygevoeg word nie.

Die rede waarom ek dit meld is dat ek groot kanne as fermetasiehouers gebruik en vergelyk jou maag nou as die fermentasiehouer. Jy drink koffie, tee, koeldrank, vrugtesap en ander vloeistowwe en alles bevat suiker. In die outyd het die mense brood in die wynmengsel gegooi om gisting aan die gang te kry. Ja, jy het reg gelees: brood.

Jy het moontlik vandag brood, koek, koekies, koeksusters, lekkers en wat nog, ingeneem wat suiker bevat. Saam met die vloeistowwe in jou ingewande wat meng, vind gisting plaas.

As jy wil sien wat gebeur, vat 'n 2 liter-plastiekbottel, gooi sterk louwater daarin, voeg 'n halwe koppie suiker by, gooi 'n teelepel gis daarin, roer deeglik tot opgelos. Draai die prop lekker styf op en sit dit liefs buitekant – dis minder werk as om later vloere op te droog en plafonne skoon te maak. Ek praat uit dure ondervinding. In my geval het ek glasbottels gebruik en die wyn gebottel voordat die gisproses voltooi was. Dis 'n gemors van kontinentale perporsies.

Sou jy dus begin gesond eet en stysel en suiker uitskakel, elimineer jy potensiële gisting. Nou ervaar jy die gemak van 'n maag wat krimp omdat die opgeblasenheid verminder of selfs uitgeskakel word. Nou begin jy verstaan waar 'bierpense' vandaan kom en as jy 'n bierbrood wil bak (resepte beskikbaar op die internet), sal jy sien wat gebeur wanneer jy die bier by die meel en suiker gooi. Makliker nog is om 'n eetlepel suiker in 'n glas vol bier te gooi, en kyk wat gebeur. Voorspoed met die skoonmaak en opdroog.

Die 'boepens', alias die buik, sak en beweeglikheid en gemak neem oor die algemeen drasties toe. Hoera.

Klere pas makliker

Omdat die opgeblasenheid weg is, spreek dit vanself dat jou klere baie gemakliker aan jou lyf sit. Dis klaar 'n groot positief.

Dit word makliker om uit jou gunstelingstoel opstaan. Tevore moes jy eers vorentoe skuif om orent te kom; jou maag was 'n belemmering. Die motorsitplek hoef nie tot op die verste stelling na agter geskuif te wees sodat die stuurwiel vry kan draai nie. Selfs deure, gange en die stort raak ruimer as voorheen.

Gemakliker en rustiger slaap

Jy is goed bekend met die vol en opgeblaasde gevoel na

'n groot aandete en om aan te kruie kooi toe. Daar is basies net twee posisies om in te slaap, naamlik op die rug of sy. Indien jy op jou maag draai, is dit uiters ongemaklik en jy kan 'n kritiese tekort aan asem ondervind. Selfs pyn kan voorkom, want jy lê letterlik bo-op jou fermentasiehouer en waar moet die spasie vandaan kom as die spul begin gis?

Jy slaap baie gemakliker as die maag eers bietjie begin sak en daar nie gisting plaasvind nie. Baie mense sê hulle slaap onrustig op 'n vol maag en droom glo erg en kry selfs nagmerries. Geniet 'n rustiger nag deur die regte kossoorte te kies en saans vroeër te eet. Moenie, tensy dit onmoontlik is, eers teen tienuur eet nie. Dis baie gesonder om voor vyfuur in die namiddag te eet. Ek besef dit is nie vir almal moontlik nie, maar probeer so vroeg moontlik jou aandete inkry.

Algemene beweeglikheid neem toe

Teen die einde van Januarie 2017 op 122 kilogram en 'n opgeblaasde maag van verkeerd eet, was ek nie meer in staat om my eie kouse aan te trek of skoenveters vas te maak nie. Nou kan jy jou indink hoe ek moes maak as ek moes kniel om iets te doen soos vuilgoed of 'n gereedskapstuk van die grond af optel wat geval het.

Ek moes eers iets kry om teen te druk om op my knieë af te gaan en was die opstaanproses soortgelyk aan 'n ingewikkelde gimnastiekoefening. Hulpmiddels moes ingespan word om net weer orent te kom te midde van 'n geblaas en gesteun. Vyf maande sedert ek my eetgewoontes verander het, knak ek so maklik soos 'n ou gebruikte knipmes en verstom myself tot waar ek my knieë in die nag kon optrek as ek op my sy in die fetusposisie lê. Dis 'n ander lewe.

Hoofpyne

Dis nie vreemd om hoofpyne te ontwikkel aan die begin van jou leefstylaanpassing nie., Jyself het ongelukkig bygedra tot die vorming van giftige afvalstowwe in jou liggaam weens jou voortdurende deurmekaar etery. Tot aan die einde van ongeveer die derde maand het ek by tye hewige hoofpyn ervaar, maar wanneer onuithoudbaar, kon paracetamol die pyn stil.

Dit klink negatief, maar is inderdaad 'n geweldige positiewe simptoom. Jou liggaam is besig om homself te suiwer, jou lewer begin asemhaal, jou gal slaak 'n sug van verligting terwyl jou pankreas voel om jou te dank.

Jou ganse liggaam gaan deur 'n reinigingsproses. Die Engelse woord 'detox' word dikwels gebruik. Dis niks anders as ontgifting nie. Kursusse is beskikbaar om te detox, maar as jy baie mooi daaroor dink, word jou onkunde uitgebuit, want jy betaal nou iemand anders om jou liggaam te ontgif. Ongelukkig word jy nie vertel om

138

jou eetgewoontes te verander nie en gaan jy oor ses
maande weer geld uitgee om dieselfde te doen:
ontgifting.

Verander jou eetgewoontes en jou liggaam ontgif
vanself. Lo and behold, toksienes kry nie geleentheid om
weer op te bou nie. Om die ontgiftingsproses vir net 'n
paar dae toe te pas, kom neer op die behandeling van
simptome, veroorsaak weens die opbou van gifstowwe,
maar skakel nie die oorsaak daarvan uit nie.

Noudat jy egter gesond eet, gebeur dit outomaties en
word verdere opbou verhoed.

Skielike en vinnige aanvanklike gewigsverlies

Indien 'n mens 1 kg gewigsverlies elke twee weke as
maatstaf gebruik, kan jy uitwerk ongeveer hoe lank dit
gaan neem om jou ideale gewig te bereik, om
byvoorbeeld 30 kg oor sestig weke te verloor. Dis nie 'n
neergelegde reël nie.

Een persoon kan moontlik konstant 'n kilogram per
week verloor terwyl 'n ander 1 kg oor drie weke verloor.
Moenie moedeloos raak as jy nie 'n kilogram per week
verloor nie. Jy is onder geen tydsdruk nie. Dit gaan nie
oor hoe vinnig nie, maar oor aanhou en uithou en om nie
af te wyk van jou nuwe eetpatroon nie.

Aan die begin van jou nuwe lewenstyl mag jy in die

**nag wakker word met hongerpyne. Moenie toegee en
iets gaan soek om te eet nie.** Dink eerder aan 'n
motiverende gedagte, byvoorbeel dat die liggaam genoeg
reserwes het waarop hy kan teer en dis juis die tyd dat
die ekstra gewig en vet verbrand word.

Die goeie nuus is dat hierdie verskynsel mettertyd
verdwyn sodra die liggaam die nuwe eettye aanleer en
kom die hongergevoel nie meer snags nie. Byt bietjie vas
want die beloning volg en is die moeite werd.]

<u>**Sigbare resultaat**</u>

Die vasbyt begin vrugte afwerp en begin mense die
verandering by jou oplet en lewer kommentaar daaroor.
Beskou dit as komplimente asook aansporing en
verkondig tydig en ontydig van jou nuwe leefstyl.
Dadelik is ander begerig om dieselfde te doen en raak dit
makliker as julle dit saam doen. Dit raak motiverend,
julle kan raad en voorstelle deel en uitruil, mekaar
bemoedig en ondersteun.

Vir my was die ervaring om die holtetjie onder my
kortrib vir die eerste keer in dekades weer te kon voel, 'n
geweldige deurbraak en motivering. Dis nou nie iets
waaroor ander mense kommentaar sal lewer nie, meer
iets persoonlik. Nou wil ek daardie einste holte groter en
groter hê, want wat nog is sy pad staan, is die sagte vet
op die maag. En dit sál gaan. Dis net 'n kwessie van tyd.

Hoofstuk 9

Bemoedigingsfaktore

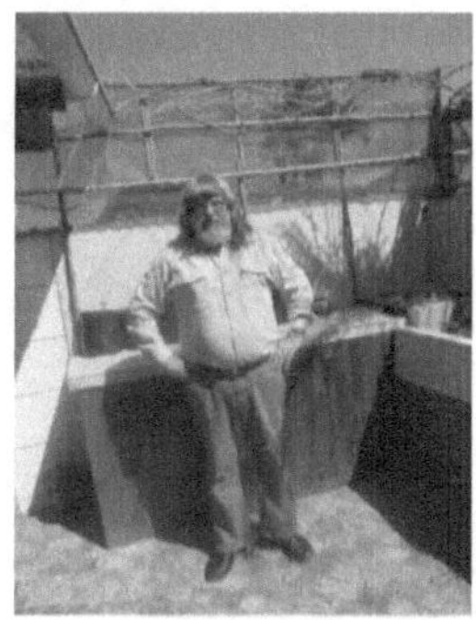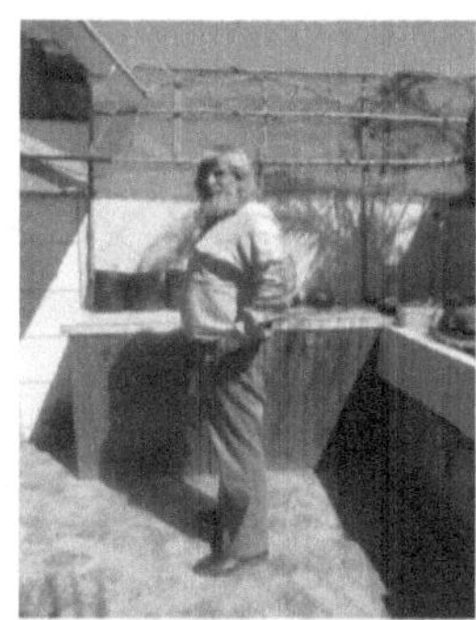

Op 1 Oktober 2017 het ek 99 kg geweeg.
(Fotos deur Gusta de Kock)

Dis moeilik om summier minder en reg te eet. Omdat
ons bewustelik moes besluit om ons eetgewoontes en
leefstyl te verander, raak dit soms 'n eensame pad.
Wanneer jy en 'n vriend of vriendin of as familie dit
saam doen, help dit baie. Dis bereikbaar as jy bereid is
om die wilsbesluit te neem en net aan te hou. Dis die
twee steunpilare om hiervan 'n sukses te maak.

Ek noem 'n paar faktore wat jou kan bemoedig; dit is
goed om dit van tyd tot tyd weer te lees of selfs op te
plak waar dit gereeld jou oog kan vang. Sommige het ek
al genoem, maar herhaal dit weer:

1. Neem of laat neem 'n foto van jouself soos jy lyk

vóór jy met die nuwe eetpatroon en leefstyl
begin en neem maandeliks een in dieselfde
liggaamsposisie en klere vir so lank dit pas,.
sodat jy motivering kan put uit die vordering wat
jy maak.

2. Dis ook goed om gereeld na jouself in die spieël
te gaan kyk en dan te vra: *Hou ek van wat ek
sien? Is dit vir my aanvaarbaar? Is dit die beste
wat ek kan lyk?* So lank jou antwoord hierop
'nee' is, is daar genoeg rede om aan te hou tot jy
die dag jouself gadeslaan en sê: *Welgedaan. Kyk
hoe goed lyk jy.* Dit sal wees wanneer jy jou
benaderde ideale gewig volgens die tabel bereik
het. Heuglike oomblik.

3. Ek het voordeel daaruit geput deur na myself in
die derde persoon te verrwys. Ek het dus vir
myself gesê: *Jy sál verander, geen keuse. Jy mag
nie weer skep nie. Jy mag nie nog kry nie.* Dit het
gehelp omdat ek meer simpatiek staan teenoor
'ek' en minder teenoor 'jy'. 'Jy' leer gouer
dissipline weens die strengheid en afstand wat jy
skep tussen 'jy' en 'ek'.

4. Wees vasberade en herneem jou wilsbesluit.
Breinspoel jouself as't ware, die onbewuste hoor
en reageer wanneer jy dit hardop sê.

5. Moenie kos en eetgoed aanhou wat jou kan
verlei nie. As sjokolade jou swakpunt is, plaas 'n

verbod vir jouself daarop. Dit is 'n verslawing
soos enige ander.

6. Sorg dat jy vroegtydig die regte eetgoed in
voorraad het en nie op 'n leë tenk loop en daar
nie iets is om te eet nie. Tref voorsorg om 'n
hongerkrisis en onnodige oortreding te voorkom.

7. Moenie wag tot jy rasend honger is voor jy iets
eet nie. Neem 'n appel of wortels, aarbeie of 'n
bietjie jogurt tussenin, maar hou by jou bepaalde
etenstye, ongeag of jy honger voel of nie.

8. Vergewis jouself gereeld van die grootte van 'n
porsie. Mens val maklik terug op die ou
eetgewoontes wanneer die porsies al groter
word. Bly by die aanvanklike formaat.

9. Indien jy wel, soos al met my gebeur het, voel jy
is nie versadig nie, of soos tydens 'n braai bietjie
meer as gewoontlik wil eet, sorg dat dit in lyn
met banting is.

10. Gebruik aanvanklik 'n kleiner bord om uit te eet.
Dit skep die illusie van 'n vol bord kos.

11. Maak seker jy neem meer slaai as enigiets anders
en hou die stysel- en suikerinname minimaal of
nul.

12. Eet stadig en kou jou kos deeglik. Dis ongesond
om jou kos met spoed in te ryg en in klonte af te
sluk. Dit neem die maag sowat twintig minute
om die brein te laat weet: *Ek is versadig.*

Daarom dat jy dikwels ervaar dat, wanneer jy te vinnig eet, jy agterna eintlik oorversadig voel.

13. Maak seker jy neem genoeg vloeistof per dag in, want water versadig ook. Probeer om ten minste 2 liter per dag inneem. Suikervrye koeldrank is wel 'n opsie, maar bevat weer bygevoegde chemiese middels.

14. Vertel almal van jou veranderde eetgewoontes. Sodoende is die gasvrou voorberei en sal nie aanstoot neem as jy vir jou 'n slaai saamneem as sy 'n vetkoekaand beplan nie. Jy mag koek, of tert eet, maar maak dit 'n ekstra klein porsie en neem net een maal. Al is ander se oë op jou om te sien hoe jy verander en of jy volhou, juig jy as jy sien die skaalnaald draai in jou guns.

15. Maak dit 'n vaste gewoonte om net een maal te skep.

16. Moenie tussen etestye eet behalwe soos 'n klein vrug of groente.

17. Doen meer oefening. Dit beteken groter energieverbranding wat gewigsverlies versnel. Stap. Dit verbeter jou bloedsomloop, bevoordeel jou limfstelsel en versnel jou metabolisme.

18. Moenie 'n swaar en groot aandete té laat eet en dan op 'n vol maag gaan slaap nie, al het jy die regte en gesonde kos geëet.

19. Suiker en stysel moet tot die absolute minimum

beperk word. Gebruik kunsmatige versoeters as
jy wil, maar mens leer gou om sonder suiker
klaar te kom wat inderdaad 'n verslawing is. Ek
kon by geleentheid nie meer as vier
hanepootdruiwekorrels eet nie, want dit was
eenvoudig te soet. Dit sou nie die geval gewees
het as ek steeds aan die soet smaak, al was dit
kunsmatig, gewoond was nie.

20. Wees besig. Ledigheid is die grootste oorsaak en
aansporing om te eet. Kry 'n stokperdjie, gaan
stap, besoek iemand, doen iets wat jou gedagtes
van kos wegvat. Gaan besoek 'n ouetehuis waar
jou geselskap waardeer sal word. Daar is
sekerlik instansies waar jou hulp nuttig ingespan
kan word soos om bejaardes te help versorg, met
gestremdes behulpsaam te wees, soos die DBV.
As jy regtig moet eet, sorg dat dit 'n porsie is en
van die regte goed soos 'n appel, wortel, vetvrye
jogurt, aarbeie of soortgelyk. Eet stadig.

21. Sluit by 'n gym," sportklub of stapgroep aan. Dis
goed om jou veranderde leefstyl en
eetgewoontes met ander te deel en op hierdie
wyse 'n ondersteuningsgroep te stig. Indien jýself
dit aldus inisieer, is almal se oë outomaties op
jou gerig as voorbeeld en leier wat net daardie
ekstra bietjie druk op jou plaas wat jou soveel
sterker maak en tot voordeel strek.

Hoofstuk 10

Wat gemaak met uiteet?

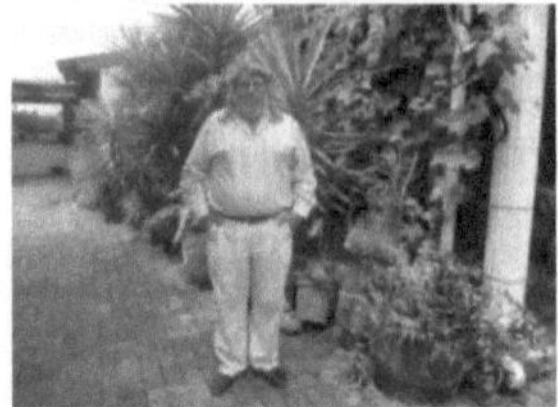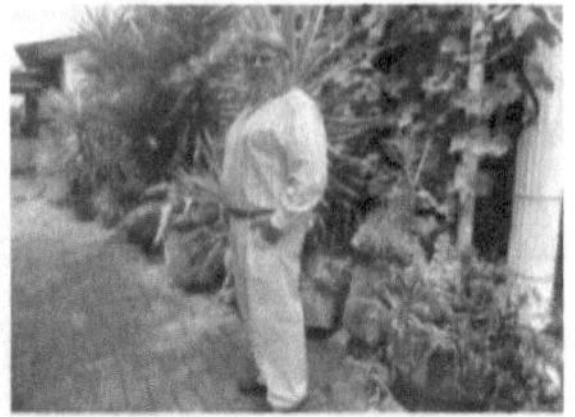

1 November 2017 was my gewig 98 kilogram .
(Fotos deur Gusta de Kock)

Wanneer mens tuis en in beheer van die maak van jou eie maaltye en is, is dit maklik om die regte en gesonde kos eet. Wanneer jy egter by vriende gaan eet of uiteet, raak dit bietjie meer gekompliseerd. Dit is goed om die nuus omtrent jou veranderde eetgewoontes en leefstyl te verkondig

Sou jy vir ete genooi word, sal die gasvrou nie te nagekom of in die gesig gevat voel omdat jy minder skep en/of sekere disse oorslaan nie; andersins mag sy dalk aanstoot neem en dink haar kos is sleg.

Indien die geleentheid dit absoluut vereis om van álle disse te skep, sal mens net kleiner porsies van die stysels en soetgoed neem. Veral as dit die oorheersende geregte op tafel vorm. Elkeen sal hier sy of haar eie opsomming van die situasie moet maak en besluit hoe om dit te hanteer.

Saam met bekendes of alleen, kan mens tydens uiteet meer op jou gemak wees. Dan kan jy meer kieskeurig wees oor wat jy gaan bestel. Wanneer ander jou nooi, moet mens maar die situasie opsom en sien wat beste is om te doen sodat jy nie die ander party laat sleg voel nie

Ek was by geleentheid in die ongemaklike posisie toe ek vir ete uitgenooi was. Ek het 'n hoender en slaaigereg bestel, maar dit was so massief dat ek skaars die helfte kon inkry. Toe het ek maar verduidelik dat dit te veel vir my is en het die helfte net so los.

Wanneer mens vooraf kan, is dit goed om te vra hoe groot die disse is. Ek sal in die toekoms net een so 'n slaai bestel wat ek met gemak tussen my en vroulief kan deel of die eetplek te vra om die res te verpak om huis toe te neem.

Oor buffetetes het ons al gesels en sal dit selfdissipline verg om by gesond eet te bly, maar dit is nie onmoontlik nie. As jy egter voel jy mag verlei word, sal dit wys wees om sulke geleenthede eerder te vermy.

Wees oordeelkundig met die bestel van etes en as jy weet die dis bestaan uit 'n groot hoeveelheid kos, herbesin. As jy 'n vleiseter soos ek is, skrik mens nie vir 'n stewige eisbein nie, maar as jy nie regtig van vleis hou of baie daarvan eet nie, moenie so 'n gereg bestel nie. Vra eerder 'n kleiner vis- of vleisgereg.

Maak 'n punt daarvan om by die slaaie te begin en

sorg dat jy meer daarvan neem as die stysels. Vra dat dit
nie vir jou ingeskep word nie of laat dit in jou bord agter.

Vriende, waar jy jou ookal bevind, geld die reël dat
mens nie kos inprop nadat jy versadig is nie. Stoot
eenvoudig jou bord terug en sê jy is versadig. Diegene
wat wil aanstoot neem, moet dit maar doen, want as jy
self ingeskep het, sou jy nie te veel geskep het nie. Wie
ookal vir jou geskep het en dis te veel, moet aanvaar dit
was sy fout en nie joune nie.

Wanneer jy uiteet en 'n opgeskepte dis land voor jou, is
dit 'n ander saak, maar kan jy wat te veel is sonder enige
wroeging net so laat of vra dat dit vir wegneem verpak
moet word. Jy kan nou gemaklik die res van die aand
geniet.

Siende dat jy bewus is dat jy minder as jou tafelgenote
eet, is dit goed as jy dan ekstra stadig eet sodat jy saam
met hulle kan klaarmaak eerder as om vinnig te eet en
eerste klaar is. Kou jou kos behoorlik en geniet die
voordeel wat dit inhou ten opsigte van beter
spysvertering.

Hoofstuk 11

Die beter en nuwer jy.

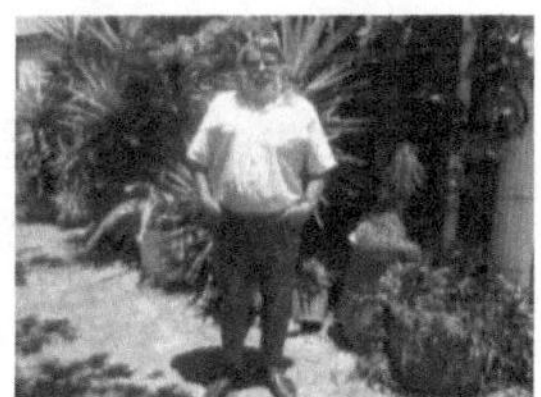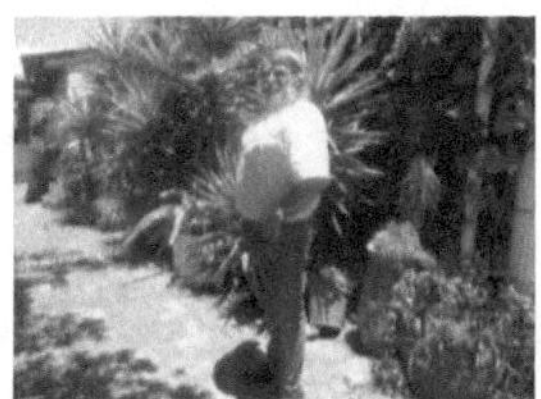

Op 1 Januarie 2018 het die skaalnaald op 97 kg gaan staan. (Fotos deur Gusta de Kock)

Jy voel en is gesonder.

Hieraan is geen twyfel nie. Jou liggaamsmassa is kleiner, jou skelet kan dit gemakliker dra en dit verg baie minder van jou om te doen wat jy vroeër nie kon nie.

Vergelyk dit met hoe jy emosioneel gevoel het gedurende die dae toe jy nog die oortollige kilogramme moes saamsleep. Dis asof dit beide jou gees en lewenskrag lamgelê het. Jy het inderdaad 'n hernude gees, daarom is en voel jy gesonder.

Jy het meer selfvertroue

Hierdie is vanselfsprekend. Jy sal vir jare nog hoor hoedat mense wat jou eens as vet en oorgewig gesien het, jou komplimenteer en die oor die nuwe mens wat hulle nou sien. Jy het 'n doel voor oë gehad, 'n vasberade wilsbesluit geneem en dit deurgevoer. Jyself is die resultaat van wat jyself en ander aanskou. As jy hierdie bykans onmoontlike kon vermag, hoekom nie ook ander doelwitte nie?

Nou sal jy die selfvertroue hê om ook ander ideale wat eens onmoontlik gelyk het, as bereikbaar te sien en dit op presies dieselfde wyse en beginsel benader as toe jy besluit het om jou leefstyl permanent te verander.

Deur onwrikbaar te hou by jou besluit, dit oor en oor aan ander te vertel en vasberade daarheen te werk, al het dit tyd en dit vasbyt geverg, het jy in jou doel geslaag.

Jy ervaar respek en selfrespek

Hoewel dit vandag meer aanvaarbaar is om oorgewig te wees, bloot omdat juis soveel mense is, kleef daar steeds 'n subjektiewe stigma aan vet persone: disrespek.

Daar is nie presiese woorde om dit uit te druk nie, maar kom dit mooi vorendag in die woorde wat bykans ongehoord deur ons gedagtes flits wanneer ons na diesulkes kyk: *Kyk hoe lyk jy.*

Ek was self eens daar en dit is geen maklike stryd nie, veral weens my destydse onkunde en oningeligtheid oor hoe om my leefstyl en eetgewoontes te verander.

Ons was almal slagoffers van verskeie diëte wat oor die korttermyn meestal misluk het. Ons het daarna nog vetter geword vanweë ons onvermoë om in ons pogings tot gewigsvermindering te slaag. Nou word ons die uitsondering: *Wow. Jy het dit reggekry.* Ja, ons het, maar nie deur 'n dieet te volg nie, maar deur die permanente verandering van ons leefstyl en eetgewoontes. Vanuit hierdie oogpunt gesien, behoort almal dit te kan regkry.

Die geheim is hoe jy dit doen. Die hoop word steeds op kortstondige diëte gevestig wat meestal flop. Dis nie net ander wat vir jou respek het nie, maar jy ag ook jouself, omdat jy presies weet watter opoffering jou besluit van jou geverg het.

Jy inspireer ander

Juis daarom word jy 'n inspirasie vir ander, veral die wat jou geken het toe jy nog 'n waggelende kolos was. Dis nie hoorsê deur ander wat hulle oortuig het nie, maar 'self sien'. Daarom put hulle krag en inspirasie uit die nuwe jy en kom die volgende gedagte sekerlik by hulle op: *As hy of sy dit kon reg-kry, waarom nie ek ook nie?* Vele sal wil weet wat die geheim tot jou sukses is. Moenie snoep wees met die inligting nie, maar deel dit vrylik uit en word 'n voorbeeld vir ander wat nog in die stryd teen oorgewig vassit.

Makliker beweging

Hierdie is die belangrikste element in die ervaring van

die nuwe jy. Jy kon met jou logge liggaam nie in 'n bad
durf klim nie, dit was fisies onmoontlik en kon jy net
stort. Eerstens sou jy moontlik nie in die bad pas nie
terwyl die risiko van val nie uitgesluit was nie. Jy sou
ook nie regop in die bad kon sit nie, maar net kon lê. Jy
kon nie met 'n vliegtuig reis nie, want jy moet, aldus my
eie opinie, soos 'n Barbiepop gebou wees om in daardie
smal sitplekke in te pas.

Die probleem was toe nie by die sitplekke nie, maar
by my agterstewe wat soos twee bakleiende honde in 'n
streepsak geskud het wanneer ek stap.

Jy geniet beter algemene gesondheid

Jou skelet baat eerste by die verminderde gewig. Die
twee wat die hardste juig, is jou voete wat nie in grootte,
trapoppervlakte of enigsins anders kon toeneem om die
bykomende massa te dra nie.

Dan is daar jou knieë wat in handeklap blydskap
uitbars saam met jou inwendige organe. Eens
vasgedruktes kan beter en meer doeltreffend funksioneer
want hulle is nou los. Toe jy vet was, het net soveel vet
as wat aan die buitekant van jou lyf gesit het, ook aan die
binnekant gesit, veral om die maag en interne organe.
Jou ganse liggaam slaak 'n sug van verligting.

Toestande soos hoë bloeddruk, hoë suikerlesings en
cholesterol sal verbeter, want jy eet gesonder.

Dink maar aan die lys van potensiële siektes wat uit oorgewig voortspruit wat ons vroeër genoem het en wat jy nou as'tware voorkom, verminder en/of uitskakel. Jou algemene gesondheid is letterlik duisend maal beter as toe jy oorgewig was.

Jy ontwikkel versnelde metabolisme

Dit maak net sin dat jou metabolisme sal versnel. Voorheen het onbeperkte hoeveelhede en verskillende kossoorte in jou ingewande in 'n konstante stroom beland. Dis nou aansienlik minder en van gesonder aard. Die spysverteringstelsel funksioneer beter en druk op jou pankreas, ander organe en dermkanaal neem vinnig af. Jy sal vind dat jou metabolimsme, veral na die vyfde maand versnel.

Mens moet begryp dat alles in jou lyf aanvanklik in 'n mate van skokreaksie sal gaan, want dit waaraan dit vir jare en selfs dekades gewoond was, word skielik drasties verander. Dit gebeur nie oornag nie, maar namate jy volhou en die tyd aanstap, besef die liggaam dat die veranderinge permanent is. Dit sal moet aanpas; 'n baie welkome en positiewe verandering.

Jy neem meer vesel in

Jou etes bevat nou baie meer vesel as voorheen. Dit was meestal geprosesseerde voedsel wat jy voorheen geëet het. Nou is dit hoofsaaklik rou groente en slaaie. Natuurlik is daar veel meer vesel in en mens dink hier onder andere aan wortels, groenbone, rou kool, broccoli, blomkool, ens. Namate jy langer en meer hiervan eet, word jou spysverteringskanaal se wande letterlik skoon geskuur. Jare se aanpaksel van olie en vet begin verdwyn en verbeter die absorbsie-vermoë. Dit maak sin dat jou metabolisme sal verbeter.

Wortels is van besondere belang. Dis die natuur se tandeborsel en maak jou tande skoon omdat dit hard is om te kou, is relatief laag in suiker, bevat keratien en ander belangrike vitamines, verbeter jou sig en is grof sodat dit inderdaad jou spyverteringskanaal goed skoon skuur en aanpaksels verwyder. Dis nie maklik bederfbaar nie, vat min plek op en jy kan dit enige tyd eet. Ongeag hoe honger jy is, kan jy nie 'n wortel in sekondes verorber nie, dit forseer jou om stadig te eet, dit behoorlik fyn te kou en dit doen jou spysvertering goed. Ek het konstant 'n voorraad byderhand.

Konstipasie/hardlywigheid

Dis 'n baie algemene probleem en die grootste oorsaak is die verfynde stysels in produkte soos veral brood, pasta, beskuit en ander. Dit is nou uitgeskakel en die meerderheid voedsel wat jy eet is gesonde rou plantmateriaal, so verdwyn konstipasie mettertyd.

Voorheen moes jy dalk op lakseermiddels staatmaak om die toestand te verlig; die gebruik waarvan oor die langtermyn, glad nie gesond kan wees nie. Konstipasie kan op 'n natuurlike manier voorkom word. Daar is ander opsies wat jy sommer dadelik kan inspan en daarmee die kunsmatigvervaardigde lakseermiddels en hul gevolge uitskakel.

By meeste supermarkte kry jy 'Black Forest Tea'. Ek kan dit aanbeveel omdat dit plantaardig is, 'n natuurlike teenvoeter vir konstipasie sonder enige nadeel vir jou liggaam. Jy moet dit nie vir lang tye aanhoudend gebruik nie en dit is goed om die gebruiksaanwysing goed te bestudeer. Jou nuwe manier van eet skakel die gebruik van lakseermiddels uit en sal die gebruik daarvan mettertyd oorbodig raak.

Jy slaap beter en rustiger

Hierdie moet self ondervind en beleef word om die waarde daarvan te besef. Daar is nie 'n manier om dit te beskryf nie. Namate jou gewig afneem, sal jy die invloed daarvan ervaar.

Dit spreek net vanself dat terwyl jy oorgewig was, jou liggaam in geheel, organe en spiere, hulself ooreis het om die pas vol te hou. Daarom was jy knaend moeg. Oorgewig mense moet deurgaans meer as ander slaap, juis sodat die liggaam kan rus en krag bymekaarmaak vir die volgende sessie oordrewe inspanning. Jou lewe word letterlik van jou gesteel deur te veel slaap en kroniese moegheid.

Noudat jy gewig afskud, sal jy ervaar dat jy met minder slaap klaarkom. Daar word beweer dat mense met die regte gewig deurgaans net vyf ure slaap per nag nodig het. Dit maak sin omdat die organe en spiere net soveel tyd benodig om behoorlik uit te rus en dan weer gereed is vir die volgende skof.

Hierdie is natuurlik nie 'n vaste reël nie en namate mens ouer word, kan dit vir seker verander. Moenie dat jou lewe van jou gesteel word deur die vet wat aan jou lyf sit nie. Niemand anders beroof jou nie; dis net jyself, deur alles wat jy in jou mond sit.

Hoofstuk 12

My eie resep.

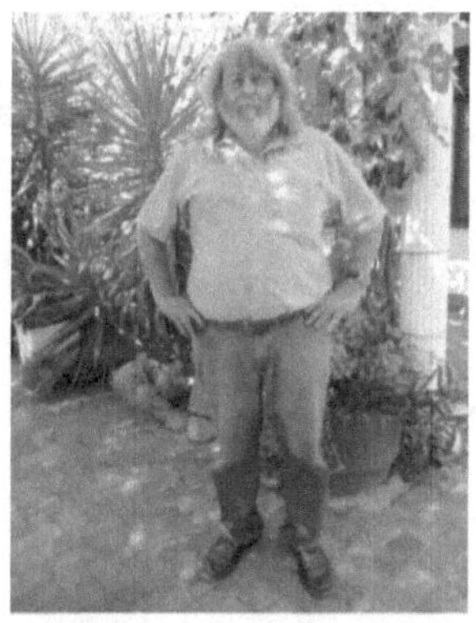 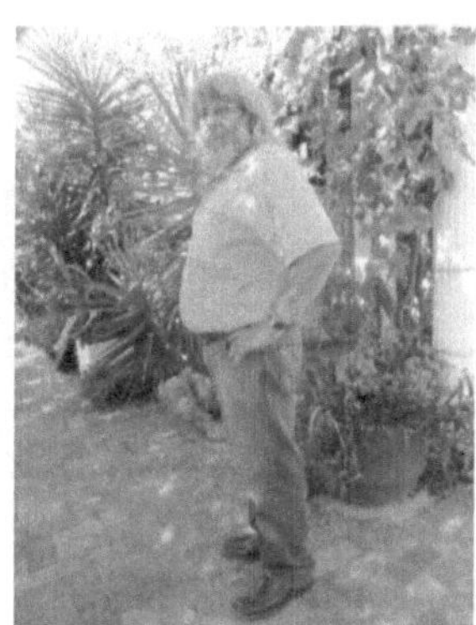

Op 1 Desember 2017 het ek 96 kilogram geweeg.
(Fotos deur Gusta de Kock)

Mens neig om iets te wil toepas wat jy sien vir ander werk omdat jy hoop dit net so goed vir jou sal werk. Omdat jy nou my foto's en gewigsverlies van oor die afgelope jaar gesien het, sal jy vra wat presies het ek geëet wat so goed vir my gewerk het.

Ek deel met graagte my spyskaart, maar dit moet geensins as die enigste gesien word nie. Jy kan jou eie saamstel, maar die hoofsaak bly beperkte inname van stysel en suiker so ver as moontlik, maar moenie stysel algeheel en permanent uitskakel nie.

Daarby moet mens in ag neem dat daar geleenthede

is waar jy willens en wetens besluit om van alles en soveel soos jy wil te eet en doen dit sonder skuldgevoel. Probeer dit tot een keer per maand beperk. Jy sal uitvind dat jy nie veel kan eet nie, omdat jou maag gekrimp het en baie van wat jy graag wou eet, nie realiseer nie omdat daar nie plek was nie en omdat, namate jy geëet het van wat jy wou, die hunkering gestil was en jy derhalwe ook geen verdere behoefte daaraan ervaar nie.

My program het so daar uitgesien:

Ontbyt:
100 g hawermout gaargemaak met water, sonder suiker en melk maar met sowat 30 tot 50 g botter/margarien daarin gesmelt plus 'n knippie sout. Hierdie eet ek soggens vroeg, gewoontlik tussen ses- en seweuur. Jy kan, as jy wil 100 ml laevetjogurt daarby neem, maar ek doen dit net by uitsondering.

Voginname is 'n 500 ml blikbeker koffie met melk, maar geen suiker nie.

Aarbeie is opsioneel en jy kan 'n hele paar daarvan eet. Dit, saam met die jogurt bo-oor, smaak heerlik en is op sy eie reeds 'n goeie ontbyt.

Halftien tot tienuur voormiddag:
Aanvanklik het ek besluit om middae teen eenuur te eet en het dan teen tienuur of halftien, of ek nou honger was

of nie, twee rou geelwortels of 'n groterige groenappel
geëet wat my na middagete deurgedra het.

Niks keer jou om die aarbeie en onversoete
laevetjogurt hierdie tyd, of weer, te eet in plaas van die
voorgaande nie.

Middagete:

Dit het bestaan uit 'n gebakte eier of twee, 'n porsie vis so
groot soos twee skaaptjoppies of maalvleis so groot soos
'n "hamburgerfrikkadel as protïene. Soms 'n stukkie kaas
van ongeveer 3 dobbelsteengroottes ook by.

Wanneer ek kaas bygeneem het, was dit soos bo of
as alternatief het ek fetakaas by my slaai gevoeg.

Slaai het bestaan uit een opgekerfde spinasieblaar, 'n
stuk Engelse komkommer van so 3 tot 5 sentimeter lank
in skywe gesny, 'n halwe tot heel geelwortel afhangende
van die grootte daarvan (gerasper of in skywe gesny),
bietjie uie, 'n halwe tot een eetlepel gelykvol rou knoffel
(as jy weet jy nie met mense te doene gaan hê nie) en 'n
kwart tot halwe tamatie in skywe of stukke gesny. Dit
hang ook van die grootte van die tamatie af. Is dit klein,
'n halwe, anders 'n kwart.

Soms sit ek gerasperde of gesnyde kool daarby,
ongeveer ewe veel as die spinasie. Vriende, dis 'n berg
kos wanneer jy dit in die bord sien maar in wese is dit
min. Dis egter baie gesond. Jy kan regtig nog groente
byvoeg as jy wil soos groenbone, sampioene en groot

groen of rooi soetrissies, maar sal jy sien die bord is te
klein om alles te hou.

Halfdrie na drieuur se kant:
Neem weer 'n groot groenappel of een of twee rou
geelwortels.

Maak seker jy neem deur die dag genoeg vog in
sodat jy teen vanaand ten minste twee liter vloeistof in
jou lyf het. Ek noem weer die warm suurlemoenwater
met of sonder 'n kunsmatige versoeter wat baie voordelig
is.

Aandete:
Hierdie was dieselfde as die middagete.

Bostaande eetpatroon het ek net vir sowat twee en 'n
halwe maand volgehou en toe moes ek na my liggaam
luister. Dit was asof die tyd tussen ontbyt en middagete
te groot begin raak het ondanks die groenappel of
wortels.

Ek kan ook nie onthou of ek begin opsien het teen
die kort-kort etery nie en het derhalwe besluit ek neem
steeds my ontbyt soos beskryf, maar in plaas van 'n
wortel of appel teen halftien na tienuur se kant, het ek
my volle middagete soos beskryf, geneem. Dit het my
versadig genoeg gelaat en het ek teen halfdrie na drieuur
se kant besluit om my volle aandete, wat maar dieselfde
as middagete was, te nuttig. Hierdie skedule het my tyd
160

gespaar, want ek het meer as genoeg om my mee besig te hou.

Lo and behold, kort voor lank het hierdie my vaste eetgewoonte geword en dit is steeds waarby ek hou. Dit bied die geleentheid dat mens se maag leeg en alle voedsel reeds verteer is teen die tyd dat jy kooi vat en vandaar die beter, rustiger en gemakliker slaap.

Nou sal jy verstaan waarom mens honger opstaan, want van drieuur die middag tot vyfuur die volgende oggend is veertien, vyftien ure en is alles wat verteer moes word, verteer, het jou binneverwante behoorlik gerus en kon die liggaam self ook rus terwyl heling, waar nodig, plaasvind omdat alle ander aktiwiteite dan gestaak is.

Afhangend van die hoeveelheid aktiwiteite per dag, het ek wel gevind dat ek sommige aande voor slapenstyd werklik dun gevoel het. Dan het ek hoogstens die groenappel of twee geelwortels geëet wat sekerlik nie die nagrus of ingewande totaal versteur het nie, al was dit kort voor slaaptyd.

Vriende, mens moet na jou lyf luister, maar nie toelaat dat dit jou manipuleer nie. Jy, en net jy, moet in beheer bly en as jy moet eet, geld die reël om net die regte en gesonde goed te eet. Dan voel jy immers nie jy het misluk nie.

Weerwil ek beklemtoon dat jy op geen dieet is nie. Jy is onder geen druk nie. Daar is geen tydsduur aan jou

nuwe leefwyse of eetgewoontes gekoppel nie, behalwe
dat dit permanent is en waaroor jy nooit spyt sal wees
nie.

Ek sluit af met 'n groot waarheid wat suster Annette
eendag genoem het en in my agterkop bly vassteek het:
"Alles kán werk as jy wil, jy moet net wíl." Daar is nie 'n
ding soos 'ek kan nie'. Jy kán alles – as jy net wíl.

Dit bring my by die kopswaai, daardie besluit wat jy
moet neem om jou leefstyl en eetgewoontes te wil
verander. Daarsonder vriende, sal jy nie verander nie en
nog minder by jou besluit bly om te wil verander. Dis 'n
vasberade besluit en wil waarop jou sukses gebou sal
word. Nou maak die spreekwoord 'waar 'n wil is, is 'n
weg' volkome sin.

Só het ek my gewigsverlies gemonitor en die laaste
syfers toon hoeveel gewig ek met verloop van tyd
verloor het. Jy kan dit ook doen.

1 Februarie 2017	122 kg	0 kg
8 Februarie 2017	120 kg	2 kg
1 Maart 2017	115 kg	7kg
1 April 2017	112 kg	10 kg

*Hier het die liggaam besef die eetgewoontes verander en
het dit vir bykans 'n maand vasgeskop, baie onwillig om
van die reserwes te gebruik, want dit was eerder
daaraan gewoond om reserwes op te bou.*

3 Mei 2017	110 kg	12 kg
7 Junie 2017	107 kg	15 kg
14 Junie 2017	106 kg	16 kg
5 Julie 2017	104 kg	18 kg
1 Augustus 2017	102 kg	20 kg
1 September 2017	100 kg	22 kg
1 Oktober 2017	99 kg	23 kg
1 November 2017	97 kg	25 kg
1 Desember 2017	96 kg	26 kg
1 Januarie 2018	94 kg	28 kg

<u>*Bronnelys*</u>

1) *Die volgende tabelle van gemiddelde ideale benaderde gewig teenoor lengte (manlike sowel as vroulik) is verkry vanaf bladsy 1073 van die "American Medical Association Encyclopedia of Medicine, 1989."*

2) *SOURCE: Kathleen Zelman, MPH, RD, LD, Director of Nutrition for WebMD. Reviewed on September 27, 2012. Healthy eating.webmd.com© 2012. WebMD, LLC.*

3) *Source: Institute of Medicine. Dietary Reference Intakes for Energy, Carbohydrate, Fiber, Fat, Fatty Acids, Cholestrol, Protein, and Amino Acids. Washington (DC): The National Academies Press; 2002.*